自分でできる対人関係療法

水島広子
㊔

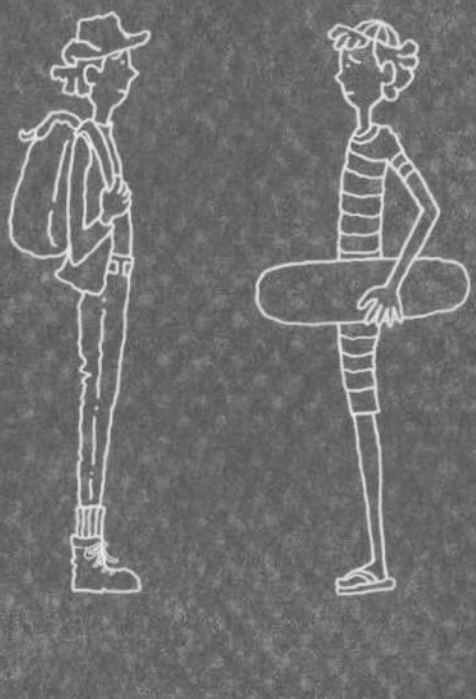

創元社

「あなたの悩みは？」と聞かれると、
「夫との関係が不満」
「職場の上司とうまくいかない」
「恋人との関係で悩んでいる」
「対人関係に自信がもてない」……、
といったように、
対人関係の問題をあげる人が多いと思います。
「仕事がうまくいかない」「お金がない」
などと答える人もいるでしょうが、
よくよく聞いてみると、ほんとうの問題は、
仕事に関連する人間関係が問題だったり、
仕事がうまくいかないために
自分の社会的評価が上がらない、
お金がもっとあれば自信をもって人とつきあえるはず、
ということであったりするものです。

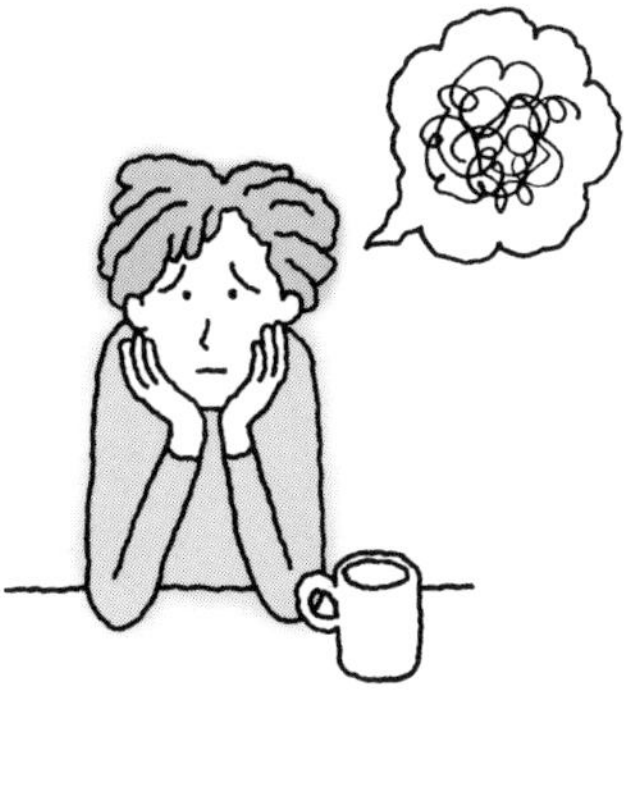

私は、精神科臨床の経験から、
また、いろいろな方からの相談事の解決を通して、
対人関係が健康なら心も健康であり、
対人関係に自信があれば人生にも自信がもてる、
という結論に達してきました。

対人関係というと大きなテーマですが、
日常生活の中ではちょっとしたコツをわきまえていれば
問題は案外スムーズに解決します。
そのためのノウハウを本書を通して
身につけていただければ幸いです。

自分でできる対人関係療法

もくじ

Ⅰ　あなたの人間関係をチェックしよう

第1章　対人関係がストレスをためる……10

対人関係とストレスの関係　10

「重要な他者」とは？　13

コラム　対人関係療法とは　17

対人関係療法の歴史と特徴　19

第2章　あなたの対人関係の質をチェックしよう……21

あなたにとっていちばん大切な人は誰？　21

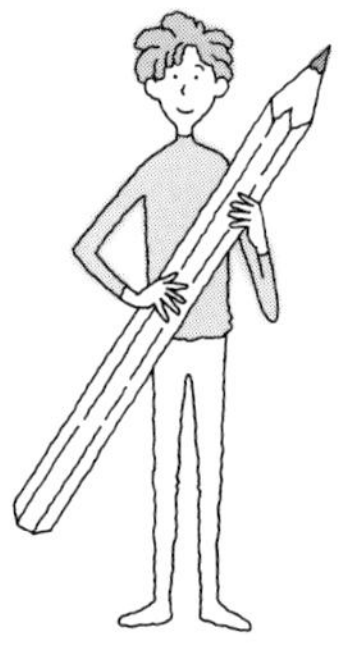

もくじ

「重要な他者」との関係をチェックする　27
ストレスのもとになっている問題を見つける　35
やるべきことに優先順位をつけよう　38

第3章　コミュニケーション上手になろう……41
できるだけ「言葉」で伝える　41
間接的な言葉は誤解のもと　44
勝手に納得しない　47
相手はわかっているはずだと思い込まない　50
むずかしいときは手紙で伝える　51

II　それぞれの問題へのとりくみ方

第4章　大切な人を失ったとき……54
上手な悲しみ方　54
儀式を尊重する　56

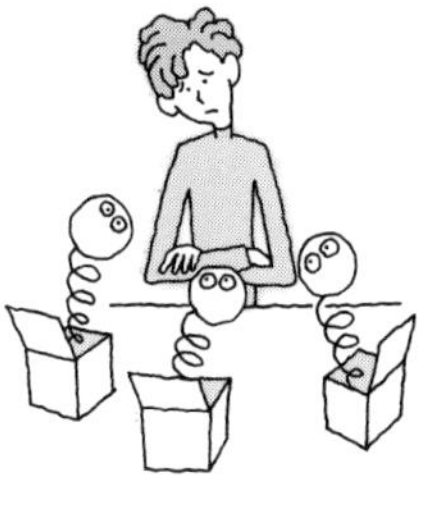

相手との関係をよく思い出してみる　58
喪失の事実を認める　63
「重要な他者」と悲しみを共有する　66
上手な立ち直り方　69

第5章　相手とのズレに悩むとき……70
どんなズレがあるか考えてみる　70
話しても仕方がないとあきらめる前に　75
相手への期待を冷静に見つめ直す　80
別れたほうがよい場合　82
思い込みがズレを広げる　85
ズレの上手な解決法　88

第6章　変化にうまく適応できないとき……90
どんな変化もストレスのもと　90
古い役割と新しい役割のプラス面とマイナス面　92
新しい対人関係の枠組みをつくる　96
役割を現実的なものにする　98

広い視野から自分の役割を見る 102
病気からの回復も「役割の変化」 106
変化を上手に乗り越えるには 108

第7章 誰ともうまくいかないとき …… 109
対人関係の欠如 109
まず感情を表現してみる 112
自分のコミュニケーションパターンをチェックする 117
うまくいった対人関係を探してみる 121
治療関係を利用する 124
引きこもりの場合 127
対人関係をつくれない・続けられない人は 131

第8章 困難に直面したとき …… 133
相手が協力してくれない 134
どうしてもコミュニケーションする勇気が出ない 140
コミュニケーションに失敗したとき 145
対人関係が問題ではないように思えるとき 150

第9章　対人関係療法の応用とコツ……152
相手との距離を見きわめる　153
人見知りタイプの場合　156
微妙な距離の人たちとの関係　158
第二層・第三層の人たちとの上手なつきあい方　163

Ⅲ　よりよい人生に向かって

第10章　心の健康のための仕上げ……166
いつも「重要な他者」に注目する　166
自分なりのストレス・マーカーを知ろう　171

おわりに　173

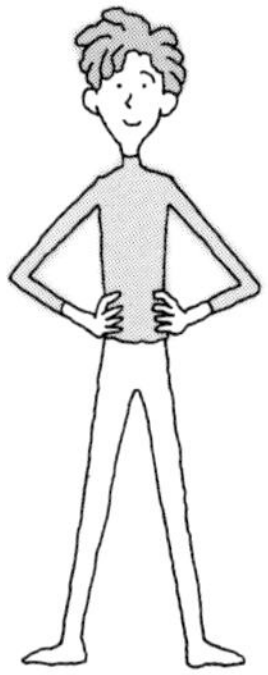

I

あなたの人間関係をチェックしよう

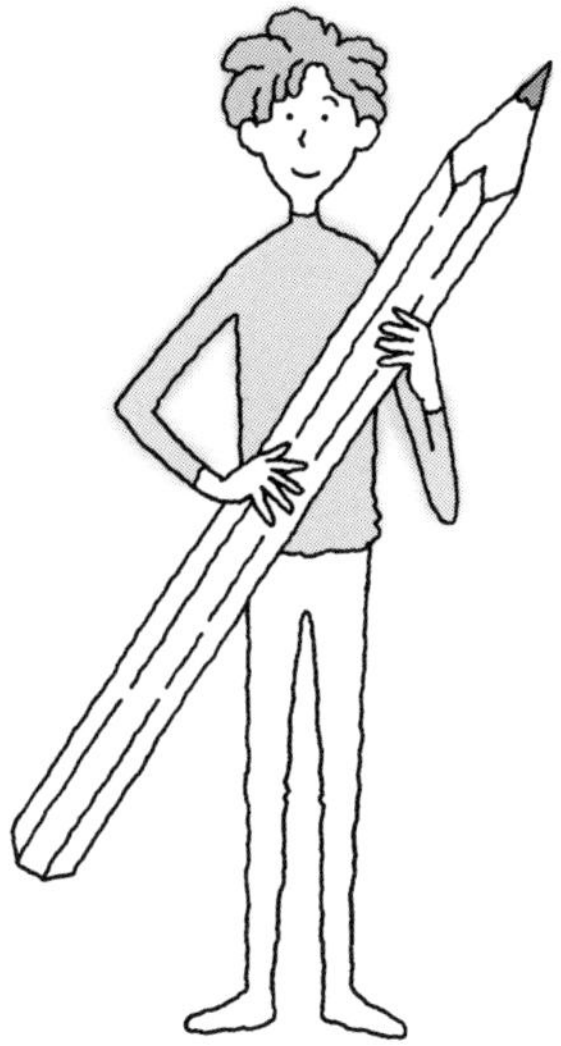

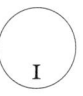

第1章

対人関係がストレスをためる

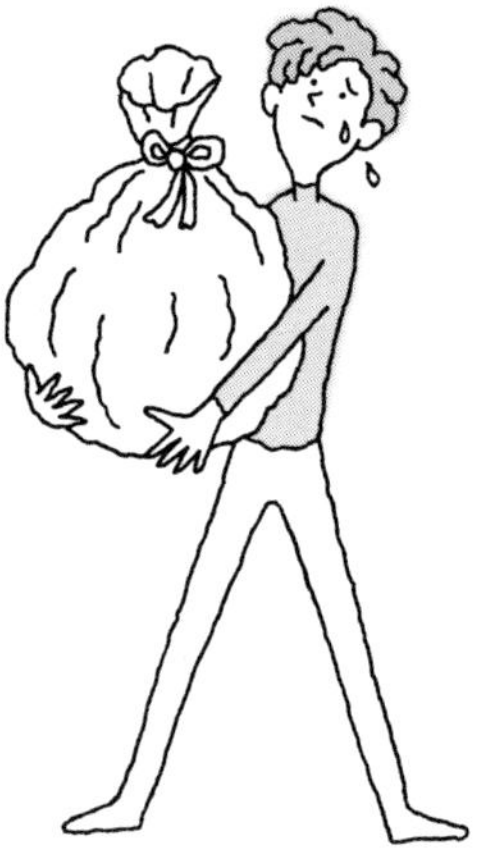

対人関係とストレスの関係

対人関係はストレスのいちばんのもと、といっても過言ではないくらい、私たちは対人関係によって心の状態を左右されています。とくに、身近な対人関係には大きな影響を受けます。実際に、うつ病の女性が治療を受けにやってくる直前の六ヵ月間の出来事としてもっとも多く報告されたのは夫婦間の問題だったというものなど、身近な対人関係と心の病との関係を指摘したデータはいくつも見られます。

なぜ対人関係が心の健康に大きな影響を与えるのか、ということについてはいろいろと考えられていますが、なかでも、もっとも重要なキーワードは「自尊心」なのではないかと私は考えています。自尊心というのは、自分を大切にする気持ちであり、自分の存在を肯定する気持ちです。空気のようにあたりまえの気持ちなので、普通に暮らしているとあまり自覚しないかもしれません。

でも、ひとたび自尊心に問題を抱えると、「自分なんて生まれてこなければよかった」とか「自分なんて生きていくに値しない人間なのだ」というふうに思ってしまいます。いじけてばかりいると、他人とも素直に関われなくなってしまいます。また、自分の弱点と折り合いをつけながらうまく生きていこうという前向きな気持ちにもなれず、欠点に振り回されるような生き方にもなってしまうのです。こんなふうに、自尊心の低い人はさまざまな心の問題を抱えやすく、心の病気にもなりやすいですし、薬物や売春に手を出したり、事件に巻き込まれたりしやすいのです。

それでは、どうすれば「自尊心」を健全に育てられるのでしょうか。

自尊心がうまく育つためのポイントはいくつかありますが、たとえば、「存在を他人に認めてもらう」とか「努力を他人に評価してもらう」とか「試行錯誤を許してもらう」といったように、そのほとんどが対人関係に基づくものです。

小さな頃に虐待を受けた人の自尊心は致命的な傷を負ってしまい、きちんとしたサポートを受けなければ大人になっても回復しにくい、ということはよく知られていますが、これも自尊心と対人関係の関連の深さを示すものです。虐待というのは、それ自体が屈辱的なものであるばかりでなく、本人から見ると「こんな扱いを受けるのは、それだけ自分が出来損ないだからなのだろう」というふうに感じられるのです。

そして、自分の存在がどれだけの人にとって意味のあるものか、自分の気持ちをどれだけ他人に受け入れてもらえるか、自分が困ったときにどれだけの人に助けてもらえるか、自分の自然な姿を見せても大丈夫な相手がどれほどいるか……、といったことに、私たちの心の健康は支えられているのです。

一方、心の悩みを抱えると、それは対人関係にも影響を与えます。私たちは心が非常に落ち込んでいたり疲れていたりすると、他人に細やかな関心や愛情を向けてあげられなくなるものです。また、他人の何気ないひと言を非常にネガティブにとらえがちになります。そして、落ち込んでしまって思うように活動できない人を見て、まわりの人は「怠けているのではないか」「やる気がないのではないか」などという非難の目を向けることも少なくありません。うつ病の人が、まわりの人を落ち込ませたり、不安にさせたりするというデータもあります。

対人関係はストレスの原因になると同時に、ストレスによってつくられる心の状態が、さらにまた対人関係をゆがめるもとにもなります。この関係は両方向性であると同時に、非常に密接なものなのです。

「重要な他者」とは?

対人関係が重要だといっても、すべての対人関係が同じように重要なわけではありません。「相手とわかり合うことが心の健康に大切だ」ということをすべての人に当てはめて、通りすがりの相手とも一〇〇パーセントわかり合おうなどとしたら、かえって疲れ果てて心の健康を損ねてしまうでしょう。

社会的な機能としてもっとも理想的なのは、図のように分布する対人関係をもっていることだといわれています。もっとも親密な関係をもっているのが、配偶者・恋人・親・親友など、その人に何かがあったら自分の情緒にもっとも大きな影響を与える相手です。専門的には「重要な他者」と呼ばれます。

対人関係の重要度の順

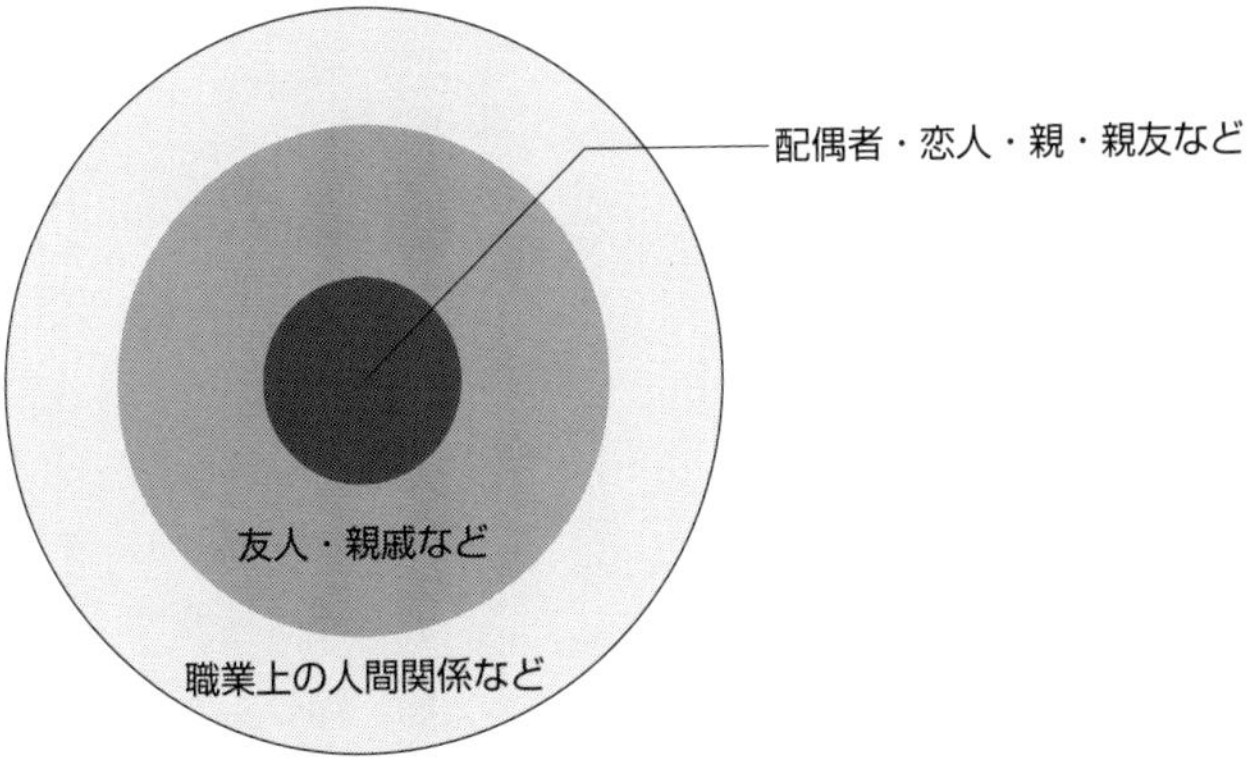

「重要な他者」ほど強くはないけれどもそれなりに親密な関係をもっているのが、友人や親戚などです。そして、そのほかに、職業上の対人関係などがあります。これらの対人関係をバランスよくもっていることが、心の健康を支えると考えられています。

以前、会社員のメンタルヘルスに関わっている方たちを対象にした講演でこの図を用いて説明したところ、「この図は一面的すぎる。会社員の中には、もっとも親密なところに仕事上の関係者がいるケースもあるはずだ」という意見が出されたことがあります。私は、「そういう状態がすでに不健康なのです。家族と仕事上の関係者が逆転してしまっていることが、精神的なもろさをつくってしまうのです」と説明しました。

たとえば、同じ会社で同じようにリストラされた男性カゾクさんとシゴトさんの例を紹介しましょう。

◆◇◆◇◆◇◆◇◆◇◆◇◆◇◆◇◆◇

カゾクさん。忙しい仕事の中でも、家族との時間を大切にして良好な関係をつくってきた。リストラされたことを妻に話すと、「しばらくは休みながら、一緒にこれからのことを考えていきましょう」と温かく受け入れられた。カゾクさんは、リストラされたことで自分がだめな人間になったような気がしたし、妻も自分に対していらだっているのではないかと思っていた。それを妻に話すと、「仕事がないのはつらいでしょうね。でも、私にとってのあなたは全然変わっていないのよ」と言われたため、気持ちを楽にもつことができた。

＊

＊

シゴトさん。「男は家庭よりも仕事を優先させるべきだ」という考えのもと、妻が病気になったときも接待ゴルフを優先させたし、家にいるときもほとんど家族と交流せずに暮らしてきた。子どもの教育のことなどを相談しても「それはおまえに任せたはずだ」としか言わないシゴトさんに、妻も多くを期待しなくなり、「まあ、お金を運んでくれるから」というくらいの存在として考えるようになった。当然、子どもたちも父親をそんな目で見るようになった。

そんな家族関係のため、シゴトさんは、リストラされたということを家族に打ち明けることができずに、スーツを着て、カバンを持って、家を出る生活を続けた。ハローワークに行ったあとは公園で時間をつぶす、という状況が続き、そんな自分がますます情けなく思え、やがてうつ病と診断される状態に陥った。

＊

リストラのように、仕事上の問題が起こったとき、それが原因で心を病むかどうかのわかれ道となるのが、じつは、身近な家族との関係であることが多いのです。家族と何でも相談し合える関係の人は、案外心を病まないものです。落ち込みはしても、それが病気に発展するほどにはならないことが多いのです。

一方、日頃から家族との信頼関係をきちんとつくれていない人は、もっとも頼りになるはずの相手を頼ることができず、もっとも心を許せるはずの相手に対して身構えてしまいます。こうなると当然心は病んでいきます。

リストラされるほどの大問題ではなく、たとえば、職場で上司から批判されたというようなときでも、家族との関係が安定していれば、多少落ち込みはしても、やはり病気にまではなりにくいのです。でも、上司と家族との関係が逆転するような構造を続けている人は、上司からの批判を受け止める心のクッションがありませんから、うつ病になってしまう、ということにもなりかねません。

もちろん、職場に親友や恋人がいることもありますので、その場合には「重要な他者」が職場にいるということになります。ただ、この場合は、あくまでも「職業上の関係者」としてではなく「親友」「恋人」としてつきあうことになりますので、その関係性はまったく違ってきます。図の位置関係が逆転するということにはなりません。

それぞれの親密度の対人関係をバランスよくもっていることが心の健康を支えると同時に、親密度の高い対人関係ほど心に与える影響は大きくなりますので、心の健康のためには、親密度が高いほど対人関係を良好に保つよう努力しなければならないということになります。なかでも、もっとも重要なのは「重要な他者」との関係であるといえます。

コラム

対人関係療法とは

　本書で取り上げる対人関係療法（ＩＰＴ：Interpersonal Psychotherapy）は、短期対人関係療法という特別なかたちのものです。精神療法は、一般に、焦点を絞り込めば絞り込むほど短期に効果が上がります。「対人関係に焦点を当てる」といっても、「対人関係なら何でも」というふうに焦点を拡散してしまうと、幼い頃の対人関係や、いろいろな友人との対人関係など、次から次へと話題が出てきてしまい、長期にわたってしまいます。一方、対人関係の中でもテーマを絞り込めば、短期で効果を得て治療を終了させることができるのです。

　対人関係療法は、「重要な他者」との「現在の」関係に焦点を当てて治療するものです。また、単に焦点を当てるのではなく、そこで問題になっていることを四つのテーマのうちの一つに分類し（第2章三五頁参照）、それぞれの戦略に従って治療をしていく、というふうにある程度マニュアル化されています。治療法がきちんと定義されているので、効果のデータも正確にとることができ、有効性が検証されています。精神療法の中でも、有効性を証明するデータがもっとも多い治療法であるといえます。

　もともとはうつ病の治療法とし

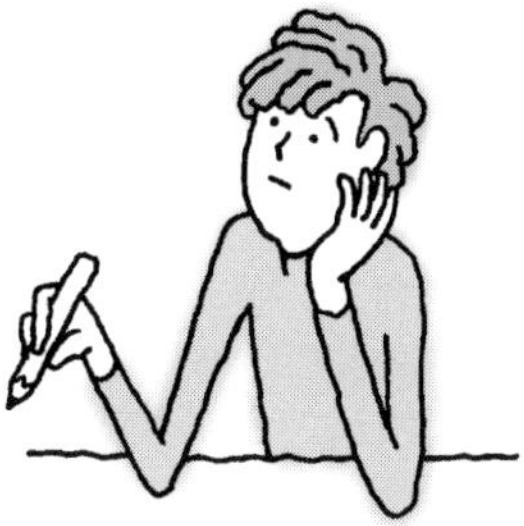

て開発されたものですが、そのあと、摂食障害（拒食症や過食症など）や外傷後ストレス障害（PTSD）など、さまざまな状態に対する治療法として手を加えられてきています。日本以外の国ではよく知られた治療法であり、とくに、開発国のアメリカでは、一九九五年の消費者ガイドで支持されたことによって一般にもその存在が大きく知られるようになり、アメリカ精神医学会のうつ病の治療ガイドラインでも、有効な治療法として位置づけられています。近年では、グループ療法のスタイルも開発され、電話面接のスタイル、予防法としての活用など、さまざまな可能性が試みられています。

対人関係療法と同じように、うつ病や摂食障害に対する効果が実証されている精神療法には、ほかに、認知療法（あるいは認知行動療法）があります。認知療法は日本でもかなり知られるようになっており、効果も認められています。主として個人の「もののとらえ方」に焦点を当てる治療法です。ものごとを悲観的にとらえやすい人は、それだけストレスをためこみやすい、というふうに考え、もののとらえ方のクセを見つめていこうとするのが、認知療法です。

一方、前にも言いましたように、私たちのストレスの原因は対人関係であることが多いものです。とくに日本人はどうしても対人関係の中での自己表現が苦手です。そのために、さまざまな精神的トラブルに陥っていると思われる例に多く出会います。

対人関係療法は、米国で開発された治療法ですが、私はむしろ日本人にこそ合った治療法ではないかと思って愛用してきました。そして、対人関係療法をきちんと受けると、単に「病気が治る」というだけではなく、その人の生活全般にとてもよい影響を与え、対人関係にも自信がつくケースが多いのです。私はこれまでに、病気の治療法というよりも、人生の治療法とすらいいたくなる例にも出会ってきました。認知療法に比べると、日本ではまだまだ日常臨床の場への普及が足りない対人関係療法ですが、日本人の心の健康に大きな貢献をするはずだと信じています。

コラム

対人関係療法の歴史と特徴

ここで、対人関係療法が生まれてきた経過を簡単にふり返ってみましょう。

対人関係療法の原点である対人関係学派は、一九三〇年代から四〇年代にかけて米国のワシントン－ボルチモア地域を中心に始まりました。その源泉は精神医学者アドルフ・マイヤーにありますが、発展にもっとも大きく貢献したのはハリー・スタック・サリバンです。サリバンは、「精神医学という分野は対人関係という分野である」と記したことで知られていますが、私たちの心の健康が対人関係によって大きく左右されることを認識していたのでしょう。サリバンのあと、フロム－ライヒマン、フロム、ホーナイなどの精神医学者たちが、精神分析的な立場から独自の理論を展開し、新フロイト学派と呼ばれるようになりました。

これら対人関係学派の原理に基づいて開発されたのが、本書で取り上げる対人関係療法であるわけですが、開発の際に目標とされたのは、新しい精神療法を「つくり出す」ことではなく、理論と経験的根拠に基づいてうつ病への体系的アプローチを「明確にする」ことでした。つまり、「うつ病の原因は対人関係にある」というような仮説に基づいて治療法をつくり出すのではなく、それまでの調査研究からうつ病に関して得られたデータをもとに、どのような治療法がうつ病をもっとも有効に治せるのかを整理するということが目標とされたのです。

そして、うつ病の発症前後の問題を研究していくと、対人関係の問題を背景にしてうつ病を発症する人が多いこと、そして、うつ病になると身近な対人関係にも歪みが生じることがわかってきました。こうした研究結果から、対人関係に焦点を当てる治療法としてマニュアル化されたということになります。

ですから、対人関係療法ではうつ病の原因が対人関係にあると断定しているわけではありません。むしろ多元的見地に立っています。つまり、遺伝、早期の人生体験、環境ストレス、パーソナリティが複雑に組み合わさって、うつ病の病因となるという考え方です。また、社会的役割と精神病理との関係は双方向で生じるものと考えます。社会的役割が障害されることが疾病のきっかけになると同時に、疾病によって社会的役割が障害されるということです。このように、対人関係療法では症状と現在の対人関係問題との関連に焦点を当てて治療していくのです。

ただし、あらゆる対人関係を対象とするわけではありません。対人関係療法では、配偶者・親・恋人など、その人にとってもっとも身近な人（「重要な他者」）との関係を扱います。さらに、それらの重要な他者との関係のうち、「現在の」対人関係を扱うのが大きな特徴です。過去の関係を話し合うのではなく、目前の対人関係問題に焦点を当てるのです。

対人関係の問題を扱っていると、ついつい「本人の性格の問題だ」「性格を改めなければ問題は解決しない」といった話になりがちです。しかし、対人関係療法では、本人のパーソナリティがどんなもので、対人関係にどのような影響を及ぼしているかを認識しようとはしますが、パーソナリティを変えることを治療目標とはせずに、パーソナリティを理解したうえで本人の対人関係のあり方を考えていこうとします。

＊

本書では、第2章以降、この対人関係療法をわかりやすく解説していきます。本来は治療者が行なう治療法であるわけですが、自分でもできる手軽な対人関係療法をぜひ習得して実践してみてください。「自分は治療など必要ない」という方にとっても、必ず対人関係上のヒントになると思います。

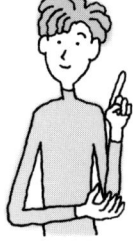

第2章　あなたの対人関係の質をチェックしよう

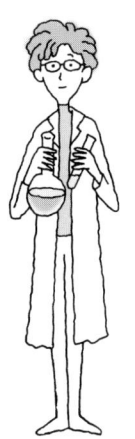

あなたにとって　いちばん大切な人は誰？

あなたにとっての「重要な他者」とは誰でしょうか。その人に何かあったら、あなたの情緒にもっとも大きな影響を与える人は誰ですか。

変化に適応するためのストレス（Holmes, T）

出　来　事	ストレス%
配偶者の死	100
離婚	73
配偶者との別れ	65
拘禁	63
親密な家族メンバーの死	63
怪我や病気	53
結婚	50
職を失うこと	47
引退	45
家族メンバーの健康上の変化	44
妊娠	40
性的な障害	39
新しい家族メンバーの獲得	39
職業上の再適応	39
経済上の変化	38
親密な友人の死	37
仕事・職業上の方針の変更	36
配偶者とのトラブル	35
借金が１万ドル以上に及ぶ	31
借金やローンのトラブル	30
仕事上の責任の変化	29
息子や娘が家を離れる	29
法律上のトラブル	29
特別な成功	28
妻が働き始めるか、仕事をやめる	26
学校に行き始めるか、仕事をやめる	26
生活条件の変化	25
個人的な習慣の変更	24
職場の上役（ボス）とのトラブル	23
労働時間や労働条件の変化	20
住居の変化	20

一般に、結婚している人なら配偶者があなたのキーパーソンになります。うつ病の女性が直前の六ヵ月間にもっとも多く経験しているのが夫婦の問題だというデータについては前述しましたが、ストレス要因のトップに立つのが「配偶者の死」であることも重要なデータです（右のストレスバリューの表参照）。

ところが、心に問題を抱えている人の場合、「もっとも大切な相談相手は？」という問いに、「配偶者」と答えないケースも少なくありません。以前、私が患者さんを対象にアンケート調査を行なったときに、とくに女性は「配偶者」と答えずに「友人」「姉妹」「母親」などと答える人が目につきました。男性の場合は、「配偶者」と答える人も多かったのですが、「相談相手はいない」と答えた人が多かったのも目を引きました。

また、「嫁姑問題」などで相談を受けていると、夫が「重要な他者」を妻ではなく母親だと考えているケースにも出会います。既婚者の場合、「重要な他者」は配偶者であって、親はむしろそれよりも親密度の低い「親戚、友人」のところに位置するべきだと思いますが、これが逆転してしまうと「嫁姑問題」がこじれていくのだということがよくわかります。

＊

◇◆◇◆◇◆◇◆◇◆◇◆◇◆◇◆◇◆◇◆◇◆◇◆◇◆◇

ツマ子さん、三一歳。同居中の義母との関係で悩んでいる。同居時の約束で、家事は基本的にツマ子さんが担当しているのだが、義母はツマ子さんの家事のやり方がいちいち気に入らないようで、いやみばかり言ってくる。ツマ子さんは、食器を拭くのは乾いた布巾であるべきだと思っているが、義母は濡れ布巾で拭く習慣があるらしい。食器を拭いているツマ子さんの近くに立っては、「そんなに乾いた布巾で拭くなんて……」などとブツブツつぶやいたりするので、ツマ子さんはすっかりうつ状態になってしまった。

何とかしてもらえないかと夫に相談したが、夫は「母にも悪気はないのだから、仲よくしてくれ」と言うばかり。さらには、「君が言うことを聞いてくれない、と母親が落ち込んでいるから、譲ってくれないか」と言われる始末だった。

＊

このケースでは、夫は妻との関係よりも母親との関係を優先させてしまっています。妻が落ち込んでいるという事実には目をつぶって我慢させようとし、その一方で、母親が落ち込んでいるという事実は一生懸命解決しようとしています。ツマ子さんは、義母だけではなく夫への不信感もつのらせ、ますます心が病んでしまうのです。

＊

治療の中で、ツマ子さんには抗うつ薬を服用してもらうとともに、夫には、夫婦関係を最優先するように伝えた。まず、ツマ子さんの気持ちを受容し、ツマ子さんにとって事態がよくなるように、夫がいちばんの味方になって努力してほしい、と言ったのである。

夫は、母親に「ツマ子はツマ子のやり方で家事をしているのだから、それくらいは受け入れてほしい」と伝えた。逆上した母親は、「私とツマ子さんと、どちらが大切なの？」と迫ってきたが、夫は「育ててくれたことには感謝している。でも、ツマ子と家庭をもつことを決意した以上、自分はツマ子をいちばん大切にしなければならない」と答えた。

母親はショックを受けたようだが、やがて、「私が子離れできていなかったようね」と、息子夫婦への干渉をやめるようになった。その結果、自分の趣味や友人関係により集中するようになり、結果としては母親のストレスも減ったようだった。

うつから回復したツマ子さんは、以前よりも義母に対して優しい気持ちをもてるようになった。困ったことになったらまた夫に仲裁してもらおうと思えるので、安心して、義母を買い物に誘い出したり、親しい関係をつくろうと努力できるようになったのである。

ツマ子さんのケースは、夫が、自分にとっての「重要な他者」は妻である、ということを意識するだけで事態が好転した典型的な例です。「重要な他者」というのは、もっとも気持ちを許せる身近な他者であるわけですから、ついつい甘えて我慢を強いてしまうという矛盾した事態に陥りがちです。ですが、「重要な他者」との関係が良好でなければ、みずからの心の健康も損なわれるということを考えれば、我慢を強いるどころか、いちばん大切にしなければならないといえます。

＊

講演などで「重要な他者」は配偶者です、というような説明をすると、ショックを受けたという女性が案外多くいます。本来は配偶者が「重要な他者」であるべきなのにそうは思えない、というケースでは、だいたい、配偶者との関係がうまくいっていません。配偶者とのあいだにほとんど会話や気持ちの交流がない、あるいは、配偶者とのあいだに不満やあきらめが積もりに積もっている、という具合に、質・量ともに問題を抱えていることがほとんどなのです。つまり、まさに対人関係療法の治療対象であるといえます。

本書を読みはじめる前提としての「重要な他者」、つまり、あなたのキーパーソンを、既婚者の方は迷わず「配偶者」としてみてください。

未成年など、親に養ってもらっている方は、「親」が「重要な他者」となるでしょう。

経済的には自立しているけれども未婚の方の場合、「恋人」「親友」「親」などがキーパーソンの候補です。ご自身の現状をよく考えて見きわめてみましょう。

どう考えても「重要な他者」がいない、と思われる方は、とりあえずそのままにして、本書を読み進みつつ、第7章でもう一度考えてみましょう。

check sheet 1 あなたの人間関係チェックシート

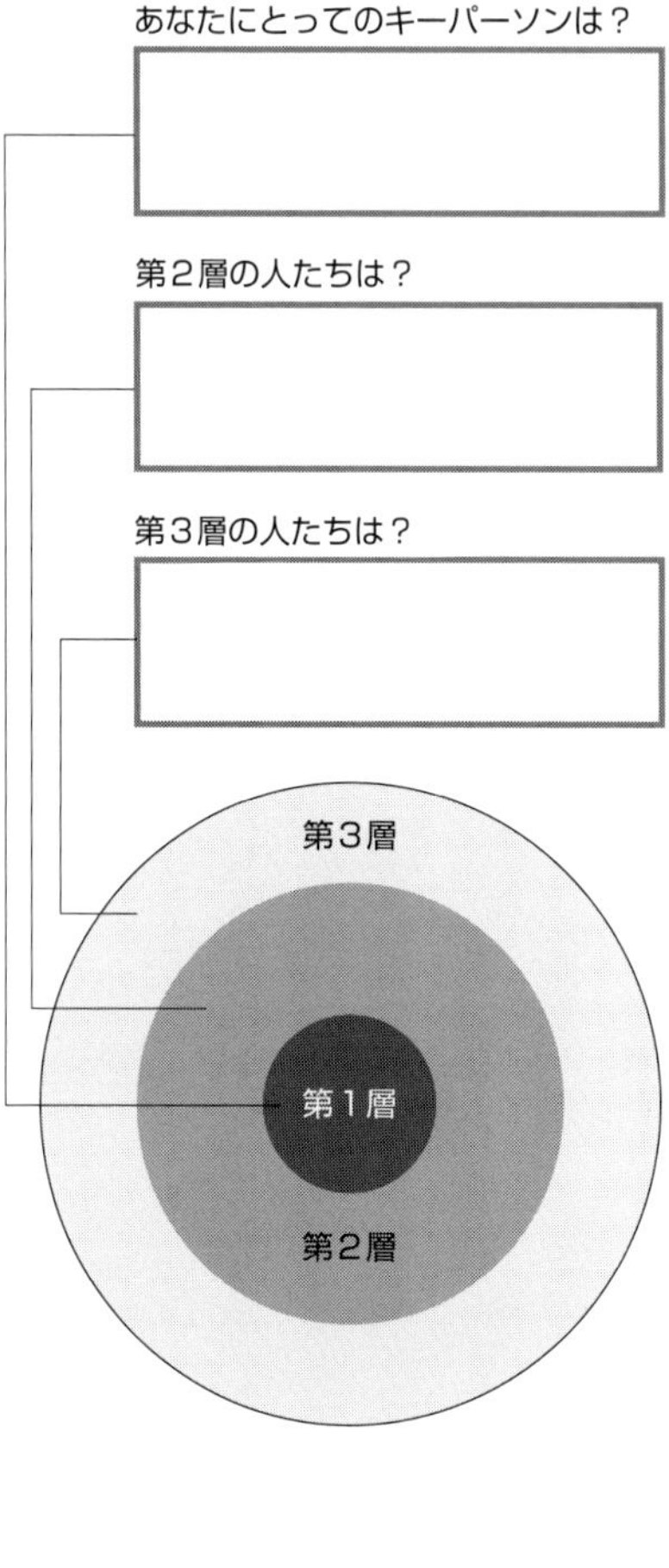

「重要な他者」との関係をチェックする

次に、あなたと「重要な他者」との関係をチェックしてみましょう。

① 「重要な他者」とのあいだには、どの程度の交流がありますか？その量と質はどうでしょうか？

会話の量はどのくらいあるでしょうか。平日はお互いに忙しくほとんど口をきく暇もないけれど、休日には趣味をともにしながらゆっくりと話し合っている。普段はコミュニケーションに気を使っていないけれど、気になることがあるときは、忙しくてもお互いに時間をつくって話し合うようにしている。一緒にテレビを見ていたりする時間は長いけれど、会話というものはほとんどない。考えてみれば、ここのところずっと話らしい話をしていない……など、いろいろなパターンがあるでしょう。

また、その質はどうでしょうか。お互いに気持ちを理解し合える。自分はいつも相手の言うことを聞くばかりで、自分の気持ちを話すことはほとんどない。あるいは、自分ばかりが話していて相手にはほとんど話をさせない。ある程度までは話し合うが、だいたい途中であきらめて黙り込んでしまう。それぞれ言いたいことを言っているけれど、言いっぱなしでお互いの言い分をよく理解していない。会話の量は多くても、ほんとうに言いたいことは言えていない……など、やはりいろいろなパターンがあるでしょう。

check sheet 2 それではここで、あなたとあなたの「重要な他者」との会話の量と質はどのようなものか、チェックしてみましょう。

㊀ 量：とくに多くはないけれど、必要なことは話しているつもり。夫からの会話はほとんどない。
質：自分が一方的に伝えるだけで、あまり反応はない。

量：

質：

② 自分が相手にやってほしいと思っている期待のうち、満たされているものと満たされていないものは何ですか？

たとえば、配偶者に対しては「自分の身の回りのことくらい自分でやってほしい」「もっと子どもの面倒を見てほしい」というように、行動としてやってもらいたいという期待から、「もっと自分の話に親身になってほしい」とか、「たまにはほめてほしい」というような、精神的な姿勢への期待まで、さまざままでしょう。

子どもから親に対しては、何々を買ってほしいというような物理的な期待から、「いろいろと干渉しないでほしい」というような精神的な期待まで、やはりさまざままです。親から子どもに対しては、「もっと勉強してほしい」「自分の部屋を片づけてほしい」というような期待から、「親の言うことを聞いてほしい」「何でも打ち明けてほしい」というような期待まで、いろいろあるでしょう。

check sheet 3

満たされている期待、満たされていないと思う期待を、ここで具体的に整理してみましょう。

㊡ 満たされている期待：休日には車を運転して一緒に出かけてほしい。怒らないでほしい。
満たされていない期待：共働きなので家事を分担してほしい。悩み事を聞いてほしい。

満たされている期待：

満たされていない期待：

③「重要な他者」との関係の満足できる部分と不満な部分は何ですか？

経済的には満足だけれど、忙しくてほとんど一緒にいられないことが不満。子どもの面倒をよく見てくれることは満足だけれど、家事を手伝ってくれないことは不満。自分の話をよく聞いてくれるところは満足だけれど、意見を求めてもはっきりと言ってくれないところが不満……など、いろいろあるでしょう。

親子の場合には、自分のことを大切に育ててくれるところは満足だけれど、過干渉なところが不満など、これもいろいろあるでしょう。

check sheet 4 満足できる部分と不満な部分の具体例をこまかくあげてみましょう。

㊎ 満足できる部分：それなりに家庭を大切にしてくれる。大声を出したり、暴力をふるったりすることがない。
不満な部分：悩み事を打ち明けると、ため息をついて、うんざりした顔をする。こちらが疲れているときも家事をしてくれない。

満足できる部分：

不満な部分：

④「重要な他者」との関係を変えるには、どういう方法がありますか？ あなた自身が行動を変えますか、相手に行動を変えてもらいますか？

「重要な他者」とのあいだの問題は、おもに二つの要素によってつくられます。一つは「相手への期待が不適切であること」、もう一つは「コミュニケーションが貧弱であること」です。お互いに不適切な期待をしているようでは、良好な関係はつくれません。また、いくら期待が適切なものであっても、それがうまく伝わらなければかなえられることもありません。

問題を解決するためには、期待を適切なものに変えるか、コミュニケーションを改善するか、が選択肢となります。また、それを自分がやるのか、相手にやってもらうのか、ということも考えます。

たとえば、看護師の妻が夜勤で家をあけることが何となく不満な夫の場合。

この場合、夫が妻に対して抱いている期待は、「夜は家にいてほしい」というものです。でも、妻が今の職場で働いているかぎり、その期待は不適切なものであるといえます。

解決のためにはいくつかの選択肢があるでしょう。

一つは、自分の期待を適切なものに変えること。たとえば、なぜ夜は家にいてほしいのかという本質を考えて、「寂しさを解消するためにせめて家にいるときにはもっと親密な関係をもってほしい」とか、「夜勤のときには必ず家に電話をして、コミュニケーションする時間をとってほしい」といったように、期待を変えることができます。あるいは、妻の不在による家事の不便さが不満なのであれば、「夜勤の前の晩には夕食を二日分の量つくってほしい」とか、「いないあいだに自分が台所を散らかしてもあまり怒らないでほしい」といったように、工夫することができるでしょう。

反対に、妻の期待を変えることも考えられます。妻の期待は、「自分の夜勤を夫に理解してほしい」というものです。ですから、夜勤のない職場に変わる、夜勤の頻度を減らす、というふうに環境を変えることによって、その前提を変えることもできますし、環境は変えずに、「自分が夜勤のときに寂しいのはあたりまえの気持ちだ」というふうに夫の気持ちを認めるというのも期待の修正であるといえます。夫の寂しさを当然のこととして受け入れることができれば、今までは「自分に文句ばかり言っている」と思えた夫の言動を、「寂しさをわかってほしくて一生懸命訴えているんだ」と、また違った角度から見ることもできるでしょう。

コミュニケーションの改善も重要な選択肢です。夫は、「寂しいから夜勤を減らしてほしい」とか「夜勤のときに自分が台所を汚したからと言って怒らないでほしい」というふうに、自分の気持ちを率直に伝えればよいのです。そして妻は、「寂しいでしょうけれど、ローンの返済が終わるまでは頑張ろうね」とか、「夜勤のある職場のほうがやりがいがあるから、理解してね」と言ったりすればよいのです。そんなふうにコミュニケーションを充実させることによって、お互いへの思いやりも育ってくるのです。夫は「夜は家にいてほしい」、妻は「夜勤を理解してほしい」という期待を変わらずにもちつづけていても、コミュニケーションが改善されることによって、期待のズレが問題になることはぐっと減ることでしょう。

check sheet 5

あなたが今、「重要な他者」とのあいだに感じている問題を変えるには、どのような選択肢があるのか、思いつくだけあげてみましょう。

①自分の期待を変える

②相手の期待を変える

③コミュニケーションを変える

ストレスのもとになっている問題を見つける

「重要な他者」との関係の質を評価したうえで、対人関係の問題領域を絞ってみましょう。

あなたの抱えている対人関係の問題はどんなことでしょうか。大切な人を失ったばかりであるとか、夫とのあいだに離婚話がもち上がっている、というように、かなり具体的な問題であることもあるでしょう。あるいは、自分の気持ちをどうしても相手に伝えられないというように、自分自身の対人関係パターンで悩んでいるのかもしれません。

対人関係療法では、問題を、おもに次の四つのテーマに分類しています。

●大切な人を失ったとき
●「重要な他者」とのあいだで、期待のズレなどが問題になっているとき
●自分の役割の変化にうまく適応できないとき
●親しい人間関係をつくれない、あるいは維持できないとき

それぞれについては、第4章〜第7章で具体的に対応を述べていきますので、そこで改めてふり返っていただきたいのですが、自分の対人関係問題のテーマを見つけるのは、簡単な場合と、むずかしい場合とがあります。

右の四つのテーマを見ただけで、「ああ、私は最近夫を亡くしたから……」とか、「転職がストレスになっているのだろう」といったように、すぐピンとくる人もいるでしょう。でも、どう考えても自分の問題がどれにあたるのかよくわからない、という場合も少なくありません。

＊

カショクさん、二一歳の女性。過食を訴えて来院。

対人関係の問題には心当たりがないと言う。

同居している両親との関係をたずねても、「とくに問題はありません。私のことをよく考えてくれていると思います」と答えた。そして、対人関係で困っているわけではなく、過食で困っているのだから、早く過食を治してほしい、と彼女は訴えた。

私の外来では、摂食障害の初診の方に対して、「親しい人たちは過食のことを知っていますか?」というようなアンケートを行なうことにしているが、カショクさんのアンケートを見ると、両親に過食のことを十分には話していないと書かれていた。

なぜ話していないのかとたずねると、「怒られるから」「心配するから」などという答えが返ってきた。自分がいちばん困っている過食という問題を、もっとも頼りにすべき両親に話せていないということは、何らかのかたちでの「期待のズレ」があると見るべきである。この点に焦点を当てていくと、不在がちな父親と過干渉な母親とに育てられ、自分に自信がもてずに悩む気持ちを過食にぶつけているカショクさんの姿が浮かび上がってきた。そして、そのカショクさんの気持ちを理解しようともせずに「食欲がコントロールできないなんてわがままな人間だ」とさらにカショクさんを追いつめている母親、それを母親のせいにしている父親の姿も見えてきた。

治療を続けていくうちに、自分のありのままの姿を肯定してほしいというカショクさんの期待が、少しずつ両親にも理解され、だんだんと過食の症状も落ち着いてきた。

＊

カショクさんのケースのように、本来の問題を認めることがむずかしいために、それが「症状」というかたちをとっている場合も少なくありません。そういう場合には、症状をめぐる人間関係をこまかく分析してみたり、具合が悪くなるときの対人関係パターンを分析してみたりすると役に立ちます。過食症の患者さんの場合、対人関係のストレスが高まると過食の症状がひどくなる、というパターンをとる方が少なくありません。「今週は過食がひどかった」というような場合、重要な他者との対人関係に焦点を当ててみると、治療の役に立つ情報が得られることが多いのです。

やるべきことに優先順位をつけよう

これは対人関係療法に限ったことではありませんが、治療に専念すべきなのに、余計なことばかり考えてしまって、かえって事態をむずかしくしてしまう人がいます。とくに気持ちが落ち込んでくると、人間は、「他人に迷惑をかけている」という罪悪感をもったり、「自分はどうせダメな人間だ」と自己否定をしたりしがちです。その結果、取り組むべきことにきちんと取り組めないという悪循環が生じてしまいます。

たとえば、「重要な他者」との関係のチェックをしようとしているのに、「重要な他者との関係で不満な部分は？」とたずねても、「どうせ私はダメな人間なんですから、不満なんて感じる資格もありません」などと言われると、治療の効率も落ちてしまいます。あるいは、「うつ病になると、結局はまわりの人に心配をかけたり迷惑をかけたりしてしまうのですから、なるべく病気にならないように、ストレスをためないように、自分の気持ちはできるだけ伝えるようにしましょう」と勧めても、「やっぱり、うつ病の私は迷惑な存在なんですね」などと落ち込まれてしまうと、治療に前向きに取り組むこともむずかしくなります。

うつ病のときには、とにかく安静にすることが重要なのですが、「まわりの人に迷惑をかけてはいけない」と無理に仕事や家事をしてしまって、かえって病気をこじらせ治りが遅れる、などということもよくあります。

こんな悪循環を避けるために、私は治療の現場では、患者さんに「病者の役割」を与えるようにしています。

「病者の役割」というのは、パーソンズという人が提唱したものですが「病気は単に『状態』であるだけではなく、同時に『社会的役割』でもある」と考えるのです。つまり、健康な人には健康な人の役割があるのと同じように、病気の人にも病気の人の役割があるのだということです。

「病者の役割」というのは、大まかにいうと、社会的な義務や責任をある程度免除される代わりに、早く病気の状態を脱することと、それを援助する人に協力することが義務になる、というものです。つまり、健康な人なら、仕事をしたり、家事をしたり、他者に十分な配慮をしたりすることが義務として問われます。でも、病気になると、それらの義務を果たすことではなく、有効な治療に身をゆだねる「よい患者」になることこそが義務になるということです。

対人関係を改善していこうとすると、自分の期待を相手に伝えたり、自分の感情を表現したり、ということが必要になります。そのときに、「でも、自分なんて……」と思っていると、やるべきことができなくなってしまいます。その結果、対人関係の問題解決がズルズルと遅れたりこじれたりしかねません。

自分で対人関係療法を行なっていこうと決めたら、「病者の役割」をきちんと自覚することが大切です。自分がやらなければいけないことは、相手に遠慮して自分を追いつめ事態をさらに悪化させることなのか、それとも、本書で示される方法に従って自分の課題に取り組んでいくことなのか、ということを常に冷静に考えて、やるべきことに優先順位をつけていただきたいと思います。それが結果的にまわりの人にもプラスになるのです。

check sheet 6

今、自分がやらなければならないと思っていることを書いておきましょう。そして、後章を読んだあとで戻ってきて、「病者の役割」としての優先度をつけてみましょう。

第3章 コミュニケーション上手になろう

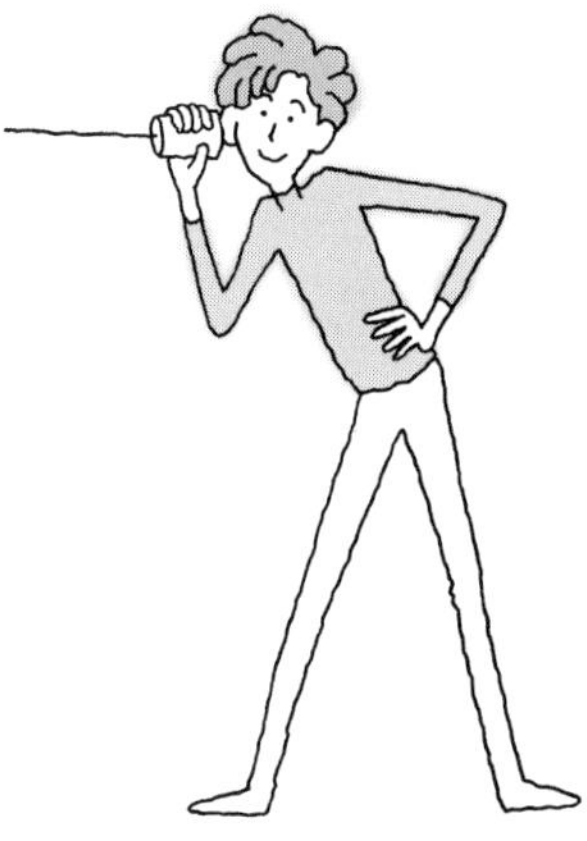

できるだけ「言葉」で伝える

日本では、「沈黙は金なり」と言われたり、また、自己主張をするよりも黙っているほうが大人の証拠であると言われたりするなど、「言葉を使ったコミュニケーション」については価値が見いだされにくい土壌があります。

しかし、言葉を使って相手に正しくものを伝えていかないと、取り返しがつかないことになったり、小さなズレがどんどん広がっていくことにもなりかねません。

状況がよい場合、また、伝えるべきことが肯定的な場合には、言葉を使ったコミュニケーションをしなくても大した問題にはなりません。たとえばデートのときには、二人とも幸せな気持ちですし、自分の嬉しい気持ちが相手に伝わればよいわけですから、単に微笑んだりするだけでよいのです。多少、自分が伝えたいニュアンスとずれて伝わったとしても、それこそ「誤差範囲」であり、何かの問題に発展することはないでしょう。

でも、状況が悪い場合、あるいは、伝えるべきことが否定的な場合や注文をつけるような場合には、言葉を使って正確に伝えないと誤解が誤解を呼んで修正できないということにもなってしまいます。慎重なコミュニケーションが必要なのですが、慎重というのは「沈黙する」「少な目に話す」ということではありません。

たとえば、夫に対して「もっと家事を手伝ってほしい」という期待をもっている場合。共働きで自分も疲れて帰ってきたのに、自分が食事の支度をしているあいだじゅう、夫はテレビの前で横になってビールを飲んでいる。

「私も疲れているの。食事の支度を手伝ってくれない?」「早く食べられるように食卓の片づけをやってくれる?」というふうに言葉で伝えれば、そのままの内容が伝わります。しかし、「夫はわかっているはず」と思って沈黙し、ただ、ため息をついたり恨めしそうににらんだりというだけでは、夫には何も伝わりません。嫌な雰囲気だけは伝わるかもしれませんが、いったい妻が何に腹を立てているのかわかりませんし、「倦怠期かな」「更年期かな」などと見当違いの方向に夫の想像が働いてしまうことにもなります。あるいは、「うちの妻はいつも不機嫌そうだ」と、夫が妻への評価を下げることにもなりかねません。または、「うちの妻は自分を嫌っているようだ」と、人格そのものを否定されたような気になってしまう夫もいます。これが、夫婦関係のほかの領域についても、ぎくしゃくした関係を生んでしまうもとにもなります。妻が伝えたかったことは単に「食事の支度を手伝ってほしい」ということだけだったのに、言葉を使わないことがこれだけのズレを生んでしまうのです。

暴力も一つの「非言語」です。相手を殴れば、怒りは伝わるでしょう。また、物を投げつければ、そやはり怒っているという感情は伝わるでしょう。でも、何に怒っているのかがわからなければ、そして、代わりにどうしてほしいのかがわからなければ、コミュニケーションとしては機能を果たさないのです。自分がどういう感情状態にあるのかを言葉で伝え、相手にどうしてほしいのかを具体的な言葉で伝えることこそが、質のよいコミュニケーションであるといえます。

暴力は違法行為ですし最悪なのですが、「金」といわれている「沈黙」も、ある意味ではそれ以上にたちが悪いものです。対人関係療法のコミュニケーション分析では、「沈黙は破壊的な可能性をもっている」とされています。つまり、コミュニケーションの打ち切りを意味するからです。相手を怒鳴りつけたり取り乱したりするほうが、まだ何かを伝えようとしているだけましだともいえます。

間接的な言葉は誤解のもと

では、言葉を使えば何でもよいのかというと、もちろんそんなことはありません。間接的な表現も要注意です。日本では、「沈黙は金」と言われるのと同様に、「なるべく婉曲な表現で」という慣習もあります。直接的な言葉で伝えると角が立つ、というような雰囲気があるのです。

婉曲な表現も、やはり、デートのようなときにはよいのです。とにかく相手をほめている、幸せを感じているという「ムード」が伝わればよいのですから、「今日は帰りたくないな」などという言い方でも十分伝わるのです。

でも、相手に注文をつけたりするような場合には、やはり直接的な言葉には勝てません。正確に伝えるのには、そのものずばりを話すしかないのです。

たとえば、先ほどの、「夫に家事を手伝ってほしい」というケースを考えてみましょう。

「今日は仕事が立て込んでいて疲れちゃったわ」という言い方で間接的に「手伝ってほしい」ということを伝えようとしても、「それは大変だったね」で終わってしまうかもしれませんし、「そろそろ仕事をやめて子どもでもつくろうよ」という方向に話がそれてしまうかもしれません。

あるいは、「男の人はいいわね。寝ていれば食事が出てくるんだから」といういやみを言ったらどうでしょうか。「いやみな女だな」と無視をされるか、「じゃあ君も仕事をやめたらいいだろう」という方向にそれるか、「じゃあ店屋物をとろう」と、食べたくないものを食べることになるのか、わかりません。もしかしたら自分の期待が伝わるかもしれませんが、その確率は「食事の支度を手伝ってくれない？」と直接言う場合（一〇〇％）よりは格段に低いでしょう。

相手を批判する場合はどうでしょうか。批判するときには、やはり婉曲な言い方でなければと思うかもしれませんが、批判というのは、相手に変わってほしいというメッセージですから、必要十分なものでなければ意味がないどころか有害です。婉曲なために意図が正しく伝わらなければ、状況は変わらず、こちらのストレス状況も回復しません。意図が誤って伝われば、取り返しのつかないことにもなりかねません。

たとえば、前出のツマ子さん。母親のことばかり優先する夫への不満をどのように伝えたらよいでしょうか。

「お母さんは、私のことが気に入らないのよ。文句をつけてばっかり」などと義母への不満として語ることはよく見られるパターンです。ほんとうはそんな義母とのあいだに入ってくれない夫がいちばん問題なのに、夫を直接批判する勇気が出ずに、第三者への愚痴にすり替えてしまうのです。そのような言い方をすると、夫は相変わらず問題に直面できずに「どっちもどっちなんだから仲よくやってくれよ」「君のことがかわいいから口を出したくなるんだよ。気にしないでやってくれよ」などと済ませてしまうかもしれません。

あるいは、さらに婉曲に、「私はお母さんの望むような嫁にはなれそうもないわ」などと言えば、夫は「弱音をはかずに頑張れ。少しずつ慣れていけばいいんだから」と励まして終わるだけかもしれません。

「やっぱり同居には無理があるのではないかしら」と言うのも、すり替えの一つでしょう。夫が自分の問題に直面してもなお態度を改めることができないのであれば、同居解消も選択肢の一つでしょうが、いきなりこんなことを申し出ると、「俺は長男なんだから仕方がないんだ」などと開き直られておしまい、ともなりかねません。

伝えるべきことは、「今のままだとお母さんに対して優しい気持ちにもなれないし、あなたが私のことを大切に思っていないのではないかと自信がなくなるわ。私だってお母さんのことを大切にしたいと思っているのよ。でも、自分のやることなすこと文句ばかりつけられていたら、誰だって嫌な気分になるでしょう。私がこの家の家事に責任をもつということを約束した以上、お母さんはあまり家のことを心配しないでもっと自分の生活を大切にしてほしいっていうことを、あなたからお母さんにちゃんと伝えてくれないかしら。実の息子の言うことがいちばん聞く気になると思うから」ということであり、それをそのまま言葉で伝えればよいのです。

伝えても聞いてもらえなければ意味はありませんから、相手が聞く気になるような言い方をすることも重要です。くれぐれも人格攻撃などをしてはいけません。たとえば、「お母さん、お母さんって、いい加減にしてちょうだい。あなたはひどいマザコンね」などと言ってしまったら、夫が激昂して取り返しのつかないことになるかもしれません。

伝える内容は妥協せずに、伝え方を最大限工夫することが必要です。

勝手に納得しない

もう一つ、陥りやすい過ちに、「相手の言いたいことを理解したと思い込む」というものがあります。これは、相手が自分に対して一見、批判的なメッセージを送ってきたときに起こりがちです。

＊

会社員のトモ子さん。「夫は私が働いていることが気に入らないのだと思う」と、いつも負い目を感じている。それが夫婦関係のさまざまな局面に影響を及ぼしている。

ところが、なぜ夫が共働きを気に入らないと思っているか、ということを聞いてみると、別にそうはっきり言われたわけでもないのだ。

共働きのトモ子さんの家の冷蔵庫は、よく必要なものを切らしてしまう。すると、夫は冷蔵庫を開けて「またかよ、嫌になっちゃうな」と舌打ちするのだそうだ。それがトモ子さんへの批判なのかとたずねると、トモ子さんは「そうに決まっています。家事は女の仕事だと思って

◆◇◆◇◆◇◆◇◆◇◆◇◆◇◆◇◆◇◆◇◆◇◆

いるでしょうから」と答える。

ところが、夫に確認してみると、「最近物忘れがひどくってね。朝、冷蔵庫を開けて、今日は牛乳を買ってかえらなきゃ、と思うんですよ。でも、すっかり忘れてしまうんです。記憶力には自信があったはずなんだけど、嫌になっちゃいますよね」と言うのである。つまり、トモ子さんのことを批判しているのではなく、自分の記憶力の低下をぼやいているだけだということなのだ。共働きの是非についてたずねると、「うちは両親も共働きでしたし、それが当たり前だと思っていますよ。トモ子が仕事をやめたりしたら、経済的に苦しくなって趣味もできなくなるから、勘弁してくださいよ」と言う。共働きが気に入らない、などというのは見当違いもはなはだしいということがわかった。

＊

自分への批判のように聞こえることを改めて確認するのは、誰にとっても嫌なことです。それがほんとうに自分への批判だとしたら、逃れようもなく直面することになるからです。でも、確認を怠ったために、トモ子さんのようにひどい誤解が放置されて、夫にいつも負い目を感じなければならないとしたら、「嫌なこと」と言ってすまされる問題ではありません。

また、トモ子さんのようにまったくの誤解だという場合もあれば、ほんとうに批判されているという場合もあります。その場合も、勇気を出して、何が批判の対象になっているのかを確認することができれば、心はずっと楽になります。人間にとって、解決の見込みのない問題ほど気の重いものはありません。また、漠然と嫌われていることほど嫌なものはありません。人格を否定されるのに近くなるからです。

「あなたのここが問題だ」ということを具体的に示してもらえば、自分が何に取り組めばよいかがわかります。あるいは、相手と自分の価値観の違いを冷静に見つめることもできるのです。

「君にはうんざりだよ」と上司に言われたときには、そのままムッとしたり落ち込んだりしたくなりますが、あえて一歩踏み込んで、「どこがうんざりなのか、もう少し詳しく教えていただけませんか」とたずねてみる勇気も必要です。そうすれば、「どうしていつも仕事の締め切りを守れないんだ」という具体的な問題点が明らかになるかもしれません。ここまで問題点が絞り込まれれば、素直に反省して改善したり、上司の締め切りの設定の仕方を改めてほしいという交渉に入る、ということもできます。あるいは、「いい歳して、その茶髪はなんだ」という上司の好みがわかるかもしれません。この場合も、茶髪をあきらめるという選択肢もありますし、「まあ、世代が違えば趣味も違うんですね。不愉快だとしたら申し訳ありませんが、私はこんな人間なので、せめて仕事を頑張りますのでそちらで勘弁してください」というふうに妥協を迫るという選択肢もあります。単に「うんざり」というひと言で落ち込んでやけ酒を飲むよりは、よほど気分がよいでしょうし、上司との関係も改善されるでしょう。

相手はわかっているはずだと思い込まない

また、大したコミュニケーションもしないで、「相手はわかっているはず」と思い込むのも大変危険です。「私はため息をついたのだから、これがまったく気に入らないということを相手はわかっているはず」「私の気持ちをわかっているはずのあの人があんなことをするなんて……」といった具合の思い込みです。

超能力者でもないかぎり、相手の気持ちが手に取るようにわかるなどということはまずありえません。だから「言葉」という手段が人間に与えられているのです。仲のよい夫婦の場合、「あうんの呼吸」などということはたしかにあります。でも、それも、毎日毎日時間を共有して相手をよく知ったうえでのことです。結婚当初は相手の考えていることがよくわかったのに、お互いの生活に忙殺されているうちに、いつしか知らない人のように思えてきた、というようなケースも少なくありません。十分な量のコミュニケーションをもつことでしか、人間は相手の気持ちを理解できないと割り切るべきです。言葉を通してしか相手の気持ちが理解できないのと同じように、自分が相手に言葉で伝えていないことは、相手には理解されていないと認識することが必要です。

対人関係療法には、コミュニケーション分析という技法があります。自分にとってストレスのもとになったと思われるような状況でのコミュニケーションをひと言ひと言ふり返ってみるのです。コミュニケーション分析をしてみると、自分のコミュニケーションのクセがよくわかります。

コミュニケーション分析の実際については、第4章以降の個々の問題領域の中で具体例を述べていきましょう。

むずかしいときは手紙で伝える

相手に何かを直接伝えるのは案外むずかしいものです。伝えようとするとドキドキしてしまって、あるいは、どうしても感情的に高ぶってしまって、伝えられない、ということもあります。そういうときには、手紙を書くという方法があります。手紙であれば、伝えにくいことでも、心を落ち着かせながら書くことができますし、書き直すこともできます。

また、忙しくて話し合う時間がないという場合にも、手紙を書いておけば、どこかで時間を見つけて読むことができますし、じっくり考えて返事を書くこともできます。

直接会話するよりも非効率的ではありますが、「時間がないから話し合えない」「どうしても勇気が出せずに話し合えない」と言っているよりも、まずは最初のハードルを手紙で越える、というやり方のほうがむしろ効率的でしょう。手紙で最初のふんぎりがつけば、あとは口頭でやりとりできるようになる人も多いものです。

II

それぞれの問題へのとりくみ方

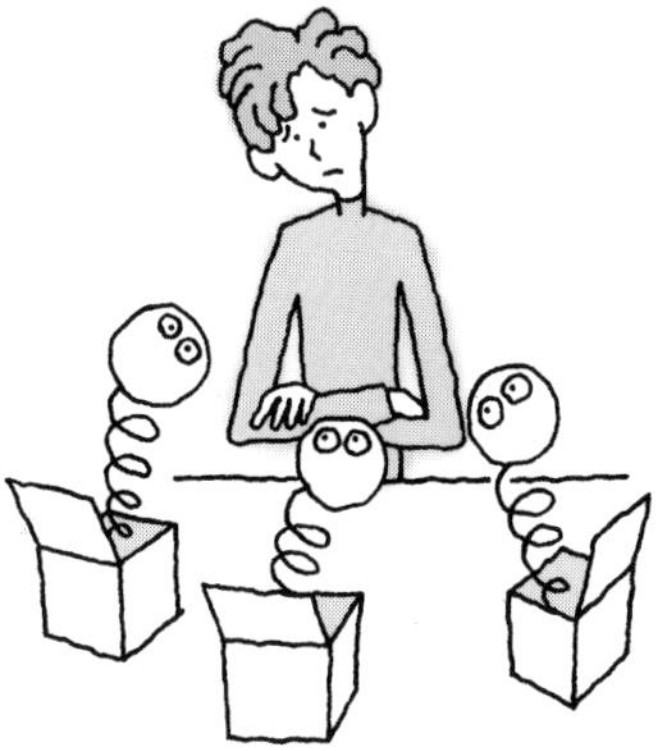

第4章

大切な人を失ったとき

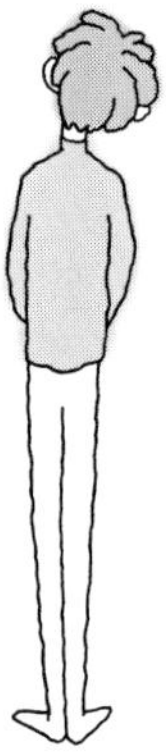

上手な悲しみ方

死別・離別など、大切な人を失わなければならないことは誰にとってもあるでしょう。大切な人を失えば、誰でも悲しくなりますし気分も落ち込みます。これは人間にとっては自然なことで、ある程度の期間は仕方がないといえます。でも、「悲しみ方」を間違えてしまうと、心の病にも発展してしまいます。

大切な人を失ったときには、人間の心は決まったプロセスをたどります。「否認→絶望→脱愛着」というプロセスです。

最初にニュースを聞いたときには、わが耳を疑い、「信じられない」「信じたくない」という気持ちになります。これが「否認」です。次に、どんなに信じたくなくても、現実のこととして事実に直面させられると、「もう生きていけない」「何の希望もない」という気持ちになります。これが「絶望」です。そして、そうした状況を十分に悲しみ切ることができると、絶望でいっぱいだった心には、やがてほかのことを考える余裕がだんだんと出てきます。これが「脱愛着」です。ここに至ると、新たな人との関係を築くこともできるようになります。

悲哀のプロセス

否認 → 絶望 → 脱愛着

脱愛着に至るには、「絶望」の期間を存分にもつことが必要です。悲しみ疲れるほど悲しみ切ることが必要なのです。また、「絶望」を共有してくれる相手も必要です。人とともに悲しむ中で、心の整理がついていくのでしょう。

正常の悲哀反応でも、「脱愛着」の段階に至って心の整理がつくまでに数ヵ月～半年くらいかかります。

ところが、悲しみのプロセスをきちんと進めない、つまり「否認」の段階で止まってしまったり、「絶望」が不十分にとどまってしまったりする場合があります。そうすると、いつまでたっても「脱愛着」までたどり着かず、うつ病などの心の病になってしまいます。あるいは、忘れた頃に心の病が突然起こってくることもあるのです。

儀式を尊重する

二一歳のニゲヨさんは、結婚を約束していた恋人を、突然バイクの事故で失った。彼の父親から連絡があったが、ショックのあまり自室にこもりきりになってしまい、顔を見に行くこともできなかった。お通夜と告別式の連絡があったが、やはり出席できなかった。

「そろそろ元気を出して」と母親から言われ、一ヵ月ほどしてからは大学にも通うようになった。それでも、彼との思い出の場所には決して近づくことができなかったし、彼からもらったものや彼の写真などは、見ることも捨てることもできずに、母親に頼んでクローゼットにしまってもらった。

何とか日常生活に戻ろうとしたニゲヨさんだったが、結局、半年を過ぎても、気持ちが晴れることはなかった。それどころか、いよいよ食事がとれなくなり、明け方に目覚めては彼のことばかり思い出す、という不眠に悩まされ、受診した病院で「うつ病」と診断された。

ニゲヨさんは、悲哀反応をこじらせてうつ病になったケースであるといえます。どんな人にとっても最愛の恋人を失うのはつらいものですが、ニゲヨさんの場合、いくつかの点でうつ病を招きやすい対応をしています。

まず、彼の死に直面するための儀式をすべて避けてしまったことです。亡くなった彼の顔を見に駆けつけることもしなかったし、お通夜やお葬式も避けてしまいました。

お通夜やお葬式というのは、形式的なようでいて、案外重要な儀式です。そこに行けば、嫌でも相手が亡くなったという現実に直面するからです。また、親しい人同士でともに悲しみ合う場としても重要です。ニゲヨさんも、お通夜やお葬式に参加していれば、彼の死という現実に嫌でも直面すると同時に、彼の両親や親しい人たちと、悲しみを分かちあうことができたでしょう。

病院の霊安室などに駆けつけて泣き崩れている人の悲しい光景を見ることがありますが、あの瞬間、その人は間違いなく相手の死という現実に直面させられているのです。だからこそ、激しい感情におそわれるのです。

「お葬式に行ったところで彼が生き返るわけでもない」と、儀式を避けてしまうと、悲哀のプロセスが「否認」のところで止まりかねません。

また、ニゲヨさんは、彼との思い出のものをすべて避けて暮らしました。これも、同じように問題です。彼との思い出の場所を見ては「ああ、彼はいなくなってしまったんだ」ということを改めて認識する、彼にもらったものを見ては「ああ、彼がこういうものをくれることはもうないんだ」ということを改めて認識する、そして、思い出の品を整理して処分したり、別の場所に位置づけたりする作業を通して、少しずつ現実に直面していくのです。これらは、心の中での小さなお葬式の積み重ねということができるでしょう。悲哀のプロセスを「否認」から「絶望」へと進めていくためには、不可欠の儀式です。

もちろん、彼との思い出の場所に行ったり、彼にもらったものや彼の写真を見ることは、とても悲しい作業です。自分も死んでしまいたいとすら思うかもしれません。でも、そうした一つひとつの絶望を通らなければ、悲哀のプロセスは先に進みません。「脱愛着」に至ることはないのです。この時期、悲しいのは当たり前だと割り切ることで、むしろ積極的に悲しみに直面していく勇気が必要なのです。

相手との関係をよく思い出してみる

悲しみのプロセスを邪魔するのは、「喪失に直面するのがこわい」という気持ちだけではありません。人を失ったとき、人間は悲しみだけを感じるものではないのです。たとえば、介護で苦しんでいた人の場合、相手が亡くなったときに悲しみだけではなく解放感を感じることもあります。愛情があっても介護地獄は苦しいものですから、解放感を感じることは決しておかしなことではないのです。ところが、人が亡くなったときに喜びを感じる、ということは、私たちに罪悪感を与えます。罪悪感などの感情が複雑に絡んでしまうと、悲しみのプロセスがスムーズに進まずに停滞してしまうことがあります。

たとえば、次のカチキさんのケースを見てみましょう。

＊

カチキさんの夫は、うつ病で数年間苦しんだあげく、カチキさんが三五歳のときに電車に飛び込んで自殺した。まだ小学生の子どもを二人抱えており、カチキさんに落ち込んでいる暇はなかった。また、元来勝ち気なカチキさんは、「若くしてご主人を亡くしてかわいそうに」と言われるのが嫌で、ことさらに元気に振る舞おうとしていた。とくに夫が亡くなった事情が自殺ということだったので、「あの人は夫に自殺されて……」という特殊な目で見られることも嫌だった。

カチキさんは、仕事に打ち込み、「強く」生きた。子どもたちが父親を恋しがると、「もっと強い子になりなさい」とハッパをかけた。子どもたちの見本になれるように、自分は常に強くなければならないと思った。

夫が亡くなって五年たった頃、四〇歳のカチキさんは追突事故にあった。そのあと、身体が完全に変調を来してしまった。だるさが抜けず、締めつけられるような頭痛がしばしば起こり、疲れやすくなった。手足のしびれを感じることも多くなった。今までのようにバリバリとは仕事ができなくなってしまった。病院では、事故の後遺症かもしれないと言われたが、気休めの鎮痛薬などを処方されるだけで、ほかの治療手段はなかった。

こんなことでは子どもたちを養っていけない、とカチキさんは焦ったが、焦れば焦るほど体調は悪くなった。

最終的に精神科でうつ病と診断されるまで、カチキさんは検査や治療をくり返した。うつ病と診断されたときも、カチキさん自身はまったく納得できなかった。「私は心の弱い人間ではない。医者はうまく治療することができないから、精神的なものだと言い逃れをしているのではないか」と怒りすら覚えた。

カチキさんに対しては、うつ病についての説明がくり返し行なわれた。子どもを抱えて全力で働いてきたのだから疲れがたまっていて当然であること、うつ病になるのは「心が弱い」ということではないのだということ、うつ病は病気であって治療をすれば治るのだということ、子どもたちのためにも病気を認めて早く治すべきではないかということ、これらの説明を受ける中で、カチキさんはどうにか抗うつ薬の服用を了解した。

抗うつ薬によって症状が少し改善したカチキさんは、精神科の治療にも少しずつ理解を示すようになった。

そして、対人関係についての質問にも素直に答えるようになってきた。最初は夫の自殺についてたずねられても、「そんなことは関係ありません。夫が弱い人間だったので突然自殺されて迷惑しましたが、別に私はそんなことで左右される弱い人間ではありませんし、父親のことが子どもたちに悪い影響を与えないように、子育てにも全力を尽くしてきました」とつっけんどんに答えるだけだったが、夫との関係や、夫が亡くなる前後のことについても、少しずつ語りはじめた。

カチキさんと夫は、ほんとうは仲のよい夫婦だった。だが、職場異動になじめずにうつ病になった夫は、カチキさんに依存し、いろいろなことをしつこく確認するようになった。仕事ができなくなった夫は懸命に仕事をするカチキさんに嫉妬したり、自分を見捨てないように何度も確認したりした。カチキさんは夫の変化に適応することが十分にはできなかった。病気のせいだろうということが頭ではわかるのだが、変わり果てた夫を見ると、「昔はこんな人ではなかったのに」と、愛情すら感じられなくなってきた。

夫が自殺した日の朝、カチキさんは家を出る前に夫に厳しいことを言った。「もう僕はだめかもしれない」と、いつものようにグズグズとつぶやく夫に対して、「私は、仕事も子育ても全部一人でやって、そのうえあなたの愚痴にまでつきあっていたらおかしくなるわ。自分の面倒くらい自分で見てちょうだい」と突き放してしまったのだ。疲れがピークに達していたということもあるが、身体が悪いわけでもないのに、パジャマから着替えようともしない夫に苛立っていたのだった。

このときのことを話したカチキさんは、罪悪感をもっているのではないかと問われて、それを認めた。「私が殺したのだと瞬間的に思ったけれど、それで落ち込んでいたらやっていけなかった。夫には悪いけれど、死んだ人は戻らない。夫は弱かったのだとあきらめて、残された者の生活を考えなければならなかった」と話した。

うつ病になる前の夫のことをどれだけ好きだったかということ、夫を失ってどれほど悲しいかということ、夫を助けてあげられずに追いつめてしまった自分に関する罪悪感、ずっと一緒にいようと約束して結婚したのに自分を見捨てて勝手に死んでしまった夫に対する怒り、そもそも職場異動に悩んでいたときの夫にどうしてもっと優しくしてあげられなかったのかという後悔……こうしたことを語りはじめると、カチキさんのさまざまな感情が表出された。

自分の気持ちを正直に表現し、それを一つひとつ妥当なものとして位置づけていく過程で、カチキさんの症状はだんだんと落ち着いてきた。

そして、薬も使わずに仕事ができるようになったが、子どもたちとも夫の話ができるようになり、最近父親に似てきた息子に対しても「お父さんに似てきたわね」と、こだわりなく言えるようになった。子どもたちの心も安定してきたようだった。

＊

カチキさんは、夫の自殺という喪失体験に直面することができずに、悲哀反応が先のばしになった例です。子どもを二人養っていかなければならない、という追いつめられた状況で、悲しみに直面することも、罪悪感と向き合うことも、カチキさんにはできなかったのでしょう。

五年後の事故をきっかけにうつ病を発症したわけですが、ちょっと休むくらいで治る問題ではなく、うつ病としての治療が必要でした。最初は夫の自殺というエピソードを避けようとしていたカチキさんですが、だんだんと、自分自身でも、悲しみのプロセスを怠ったことが問題だったのだということを認識するようになりました。

カチキさんは遅ればせながら悲しみのプロセスを踏むことでうつ病から立ち直っていったわけですが、その際には、夫との関係を、よい面も悪い面も含めてふり返ることが必要でした。このように、複雑な心理をともなう関係の相手を失った場合には、相手との関係をよくふり返ってみることが、悲哀のプロセスを健全に進めるために必要だということも多いのです。

喪失の事実を認める

過食嘔吐を訴えて受診した二二歳のフラレさん。対人関係の情報を収集していくうちに、半年前に別れた婚約者のことがあきらめきれないという事実がわかった。とても好きだったのに、一方的に「もうつきあえない」とふられてしまったとのこと。それ以来、ほかの人とつきあおうとしてもどうしても彼と比較してしまい、「あんなにすばらしい人にはもうめぐり会えない」と絶望的になっては過食嘔吐する、というパターンに陥ってしまった。

なぜふられたのかとたずねると、フラレさんには「わからない」らしい。相手が理由を答えてくれないのかと問うと、「怖くて聞けない」と言う。理由がわからないままフラレさんは、自分が太っているから魅力的ではないのだろうと思い、ダイエットを試みたという。それが過食症のきっかけになった。また、フラレさんは「別れたくない」という自分の気持ちをきちんと相手に伝えることができなかった。なぜ伝えられなかったのかと聞くと、「だって相手は別れたいと言うのだから、何を言っても無駄だと思う」と言う。

フラレさんは、喪失に正面から向き合うべきだというのが私が立てた戦略だった。まずはふられた理由を確認し、別れたくないという自分の気持ちを伝え、今からでもやり直せないかを聞いてみるように、とフラレさんに伝えた。フラレさんははじめは尻込みしていたが、ここを通過しないと過食は決して治らないという説得によって、彼に電話をかけた。最初の電話では勇気が出ずに近況報告をするだけで終わってしまった。このあと、過食症状はますますひどくなった。この時点で、本人も彼と向き合うことの必要性を理解し、もう一度電話をした。その結果、彼は結婚というものをしたくないのだということがわかった。結婚はわずらわしい、子どももほしくない、という彼の言い分を聞いているうちに、フラレさんには彼が自分の思っていたような人ではないということがわかってきた。

しばらくして病院にやってきたフラレさんは、案外さっぱりしていた。「彼の気が変わって結婚に前向きになってくれないだろうか、と考えたりしたけれど、子どもが嫌いだっていうことは、案外本質的な問題ですよね。いったい彼のどこが好きだったんだろう、ということを考えはじめたら、気持ちが冷めてしまいました」とのことで、過食もだんだん落ち着いてきた。

そして、友人に紹介してもらった男性に心を開いて交際を始めた。

＊

フラレさんのように、自分が喪失体験をしたのかどうかを確認できずに、否認の入り口で止まってしまっている人もいます。これではとても、「脱愛着」まで至ってほかの人に心を開くことなどできません。

自分が相手にふられたかどうかを確認する作業は、誰にとってもつらい体験になります。その過程でさらに傷つけられることもあるでしょう。でも、悲哀のプロセスのことを頭に入れておけば、それがどれほど重要な作業であるかがわかると思います。

よく、不倫関係を清算できずに心を病んでしまう患者さんに出会います。不倫関係にある人は、「彼はあなたのことをほんとうに大切にしているわけではないと思う。ほんとうに大切に思っているのなら、今のような関係をズルズルと続けるわけがないから」という説得に耳を貸そうとしないことが多いものです。「ううん、彼はいずれ奥さんとは離婚するって言っているから。少し待ってくれって言うだけなの」などと言って、不倫関係を終わらせようとせず、自分だけが心身を病んでいく、という事態に追い込まれてしまうのです。

これも、やはり、「否認」の入り口で止まってしまっているのだと思います。相手が自分との関係を最優先にしてくれない以上、ほんとうは喪失体験は始まっているといえます。しかし、それに直面することがこわくて、確認することができないのです。おそるおそる、「ねえ、もう奥さんのことは愛していないのよね」と聞いて、相手から「妻のことはまったく愛していないよ。そのうちきちんとするからもう少し待ってくれ」などとかわされているに過ぎません。これではいつまでたっても悲哀のプロセスを経て、ほかの人に心を開く状態には至れないでしょう。

「重要な他者」と悲しみを共有する

リュウさんは、流産後にどうしても体調がすぐれずに産婦人科を転々とし、どうやらうつ病だろうということになった。早朝に目が覚めてしまうわりには、なかなか布団から起き出すことができない。どうにか起き出して仕事にはいくものの、遅刻して効率よく仕事をすることができない。記憶力も低下したように感じて焦ってしまう、という症状である。

流産の影響を聞かれると、「わかりません。流産すれば悲しいのは当たり前でしょう。でも、もうすんでしまったことだから」とさっぱりした調子で答えるが、妊娠の希望を聞かれると、「どうしても子どもがほしい」と答えたうえで、「でも、また妊娠できても、仕事をしていると流産してしまうかもしれない」と涙を浮かべる。仕事をやめたいのかと聞かれると、「仕事は好きです。仕事もやめてしまって、結局子どももできなかったなどということになったら、私の人生はどうなるんでしょうか」と訴え、「でも、仕事をしているとまた流産するかもしれない……」という堂々めぐりになってしまう。

流産の前後の対人関係についてたずねていくと、はじめは「とくに問題はありません。夫も子どもがほしいですから、一緒に悲しんでくれました」などと言ってあまり語りたがらなかったが、義父母との関係に特化して聞いてみると、流産後、義母から「仕事で無理をしたんじゃないの？」と問われたということをようやく打ち明けた。「ああ、義母は、私の不摂生が原因で流産したと思っているんだな、と悲しくなって、夫にもそれを伝えたけれど、夫は『母さんも、孫を楽しみにしているからショックだったんだろう』としか言ってくれなかった。流産したのは私が仕事を続けているせいだと、夫も私を責めているのだと思います」と彼女は言った。

流産という喪失体験に直面して、重要な他者である夫とともに絶望を共有しなければならないはずのリュウさんは、自分だけが悪いのだという罪悪感を感じるあまり、精神的に孤立してしまって、夫とともに悲しむという作業ができなかったのだ。だから、「絶望」のプロセスが不完全燃焼のかたちになってしまったのだと考えられた。

流産は珍しいことではないということ、とくにリュウさんのケースは、本人の不摂生が原因なのではなく、受精卵の性質上、避けられないものだったのだという産婦人科医の説明を、改めてリュウさんから夫に伝えてもらった。夫は「そんなことはわかっているよ」と不思議そうな顔をしたので、リュウさんは、「じゃあ、どうしてお義母さんが仕事のことを責めたときにそう言ってくれなかったの？」と泣きながら訴えた。夫は、リュウさんがそんなことを気にしていたということをはじめて知り、あわてて母親に説明をした。義母はリュウさんに謝ってくれた。

リュウさんはしばらく、家にいるときは涙が止まらずに暮らした。夫や義母との関係の悩みから解放されて、ようやく子どもを失った悲しみを実感したという気分だった。流産の悲しみ、このまま子どもをもつことができなかったらどうしようという不安を、彼女は夫に毎日のように伝えた。夫は嫌な顔を見せることなく、リュウさんの訴えにつきあってくれた。「つらい体験をしたんだから、仕方がないよ。でも、もしも子どもが生まれなくても、仲よくしていけるよ」と夫に何度も言ってもらったおかげで、リュウさんの悲しみは徐々に落ち着き、また妊娠できるまでは夫と二人の生活を楽しもう、という気分になることができた。

＊

リュウさんのケースは、悲しみを重要な他者と共有することが大切だということを示すよい例です。リュウさんは、自分が流産したという喪失体験に直面し、「絶望」の段階にいるわけですが、この「絶望」のプロセスをともに進んでくれるはずの夫との関係に問題があったわけです。ですから、子どもを失ったという本来の絶望に専念しきれず、罪悪感や夫への不信感などがない交ぜとなって、悲哀のプロセスがゆがんでしまったといえます。

自分が悲しみに直面したとき、それを身近な他者に打ち明けられないことほど苦しいことはありません。気兼ねなく感情を表現し、支えてもらうという単純なことが、じつは悲哀のプロセスを乗り越えるためには重要なポイントなのです。

上手な立ち直り方

誰かが大切な人や大切なものを失ったとき、「いつまでもクヨクヨしていないで元気を出して」と励ます人は多いものです。でも、前に取り上げたカチキさんのように、元気を出そうとするあまり悲哀のプロセスが阻害されて病気になってしまうということもあるので要注意です。「元気を出す」ということが「否認」につながらないように、くれぐれも気をつけなければなりません。

この章でくり返し述べてきましたが、大切な人や大切なものを失ったときは、悲しみのプロセスをいかにうまく完了するかということが重要です。思いっきり悲しむことと、悲しみの感情を人と共有することが、何よりも大切なのです。ですから、「早く立ち直ろう」とするよりも、まさに「急がば回れ」なのだと肝に銘じるべきだと思います。早く立ち直りたければ、悲しみにあえて直面してみたほうがよいのです。悲しみの総量は決まっていて、先送りしても、いつかどこかで、それも歪んだかたちで体験しなければならないのだとしたら、早く悲しみ抜いてしまったほうが楽だと思いませんか。

第5章

相手とのズレに悩むとき

どんなズレがあるか考えてみる

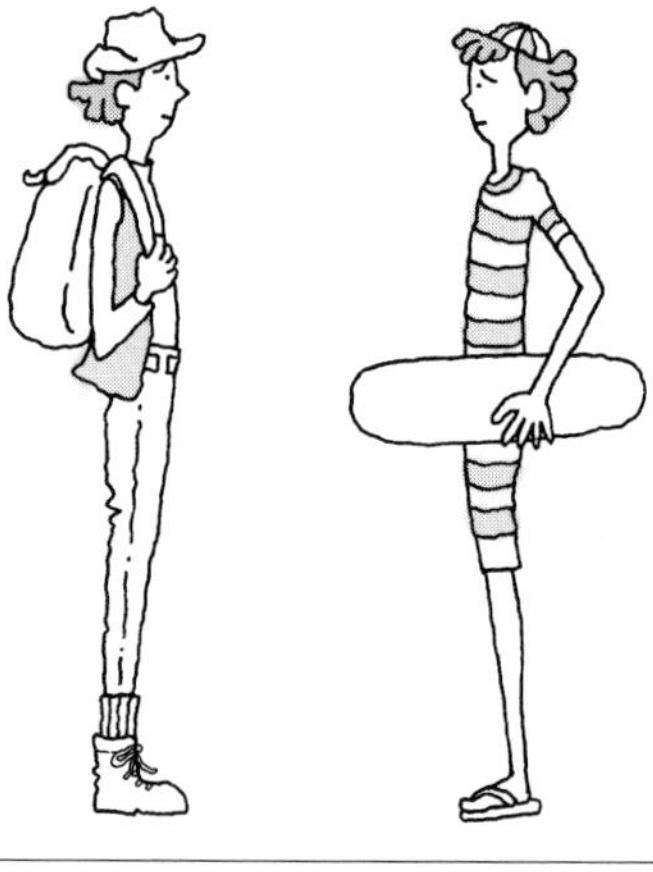

人間には二人と同じ人がいないのですから、ほかの人と話をしたときに、一〇〇パーセント意見が一致するということはありえません。それは「重要な他者」が相手でも同じことです。夫婦であ

れば、性別も違います。親子であれば、世代も違います。また、どれほど価値観が一致していても、その日の出来事や気分などによって、気持ちや意見にズレが生じるのはむしろ自然なことです。

ズレがあることそのものは、病的なことでも何でもありません。でも、そのズレが悩みを引き起こすとなると、話は違ってきます。とくに対人関係では、自分が相手に「こうあってほしい」と期待することと、相手が「自分はこうしたい」と希望することとがズレている場合には、ストレスの原因になりやすいのです。

たとえば、夫はフルタイム労働、妻は専業主婦、という場合。夫は「自分は働いて経済的な責任を担っているのだから、家事も育児も妻に任せた」と思っているけれど、妻は「夫は父親ではあるのだから、育児については夫も半分を担うべきだ」と思っている、というようなケース。これもズレの一つの例です。

あるいは、思春期の子どもが「自分もだんだんと社会を知って責任をもっていくためにも、アルバイトをしたい」と希望しているのに、親は「学生の本分は勉強」と、アルバイトを認めない、というのも、ズレのよい例です。

デートのときに、男性は「男女は平等に割り勘にすべきだ」と思っているのに、女性は「やはり男性がすべて払うべき」と思う、などというのもズレのわかりやすい例でしょう。

これらのズレが公然と語られてお互いに理解されていれば、まだよいのです。たとえば、育児をめぐる夫婦のズレも、夫が「疲れている日は子どもの風呂は勘弁してよね」と言ったり、妻が「私だって毎日育児でストレスがたまるんだから、たまには日曜日に遊びに行かせてちょうだい」と言ったりして、お互いに譲り合っているのなら、期待がズレていてもあまり問題はないのです。また、アルバイトをめぐる親子のズレも、子どもが「勉強に支障のない範囲でアルバイトするから」と言ったり、親が「大学生になったらアルバイトをしてもよい」と言ったり、というふうに、前向きに交渉されていれば、かまわないのです。デートの割り勘問題も、男性が「これじゃあ男はつらいよ」と言い、女性が「じゃあ、かわいそうだからたまにはご馳走してあげるわね」と冗談を言い合うようならよいのです。

問題は、次のような場合です。

「俺は仕事をしているんだから子どもの世話なんかできるか！」と夫が主張し、妻は「あなたは父親でしょ！　父親なんだから子どもの世話くらいして当然でしょ！」と主張する、というふうに、お互いがまったく譲り合わずに言い争っているだけ、という場合。専門的には「再交渉」の段階と呼びます。「アルバイトをしたい！」「学生なんだからダメ！」というふうに平行線の議論をしているのも同じです。

また、お互いの主張を飲み込んで沈黙している、という場合も問題です。帰宅した夫を妻は不満げな顔でにらみつける。夫はそんな妻の顔を見て不愉快な気分になる。こんな場合を、専門的には「行きづまり」の段階と呼びます。ズレが行きづまってしまってどうにもならない状態、ということです。しばらくはアルバイトをしたいと主張していたけれど、「この親には何を話しても無駄だ」とあきらめて沈黙したまま不満を募らせる、というのも「行きづまり」です。

もう一つ、解決不可能なほどズレが大きい、という場合も問題のケースです。「育児責任など絶対に負わない」という確固たる信念をもっている男性の場合、どれほど説得しても妥協が引き出せない、ということがあります（父親としての資質の問題といえますが）。あるいは、妻が期待している育児責任を果たすには夫の働き方がまったく合わない、という場合もあります。たとえば、夜勤がつきものの仕事の夫に対して妻が「絶対に夜家をあけないでほしい」と期待するのであれば、転職しないかぎり、そのズレは乗り越えられないはずです。客観的に解決不可能なほどズレが大きい場合を、専門的には「離別」の段階と呼びます。

役割期待をめぐるズレに改善の希望がほとんどないまま、問題が長引いたりくり返されたりする場合は、心を病むリスクが非常に高くなります。そのような状況では、自分はもはや環境をコントロールできないと感じるのです。この無力感は、うつと密接な関係にあります。

ズレが解決されずに続く典型例は、「どうすることもできない」という無力感に支配されて改善の努力がまったく見られないというようなケースであったり、コミュニケーションが貧弱であったり、あるいはほんとうに和解することのできない相違があったりする場合です。

ズレが大きな背景となって心の問題が起こされていると判断する場合、対人関係療法では「対人関係上の役割期待をめぐる不和」と分類して治療を行います。治療戦略は、「ズレを明らかにすること」（二九〜三〇頁②③参照）、そして、「ズレを解決するための選択肢（相手への期待を変えるか、コミュニケーションの方法を変えるか）を考えること」（三二頁④参照）です。

ズレの段階が前述した「再交渉」（お互いが自分の意見ばかりを述べ立てていてまったく譲りあわない状態）にあれば、実のある議論ができるように、コミュニケーションの方法を考えます。また、「行きづまり」（お互いにあきらめてしまってコミュニケーションがなくなっている状態）にあれば、まずはコミュニケーションを始めるところから手をつけなければなりません。「離別」（解決不能なほどズレが大きい場合）の段階にあれば、あとは前章で述べた悲哀のプロセスをスムーズに進めることが課題になります（八八頁の図参照）。

役割をめぐる不和が生じた場合

ズレを解決するための選択肢を考える

⇨ 相手への期待を変える

（☞p.28〜30 ②の check sheet 3、③の check sheet 4 を参照）

⇨ コミュニケーションの方法を変える

（☞p.34 ④の check sheet 5 を参照）

話しても仕方がないとあきらめる前に

◆◇◆◇◆◇◆◇◆◇◆◇◆◇◆◇◆◇◆◇

二児の母のイクジさん。悪いとは知りながらも子どもを虐待してしまう、と悩んで相談に来た。「私には母親としての資格がないのでは。子どもを産んだことが間違っていたのかもしれない」と言うイクジさんに、夫はイクジさんの悩みを知っているのか、と聞いてみた。すると、「夫は仕事が忙しいので、こんなことを相談しても聞いてくれません。だいたい、夫は子どもの世話は母親がするべきだという考えの人ですから、私の悩みになんて興味がないんです」という答えが返ってきた。

＊

「こんなことを相談しても聞いてくれません」とイクジさんが言ったので、コミュニケーション分析を行ないました。具体的にどのような会話をしているのか、ひと言ひと言を再現してもらうのです。（**太字**が、悪いコミュニケーションの例です）

私　「具体的に、どういうふうに相談してみたんですか？」

イクジさん　「具体的にって……」

私　「お連れ合いは、イクジさんが悩んでいるということを知っているんですか？」

イクジさん　「**そう思いますよ。私、ここのところ家では笑顔も出ませんから。食欲もなくて痩せたし**」（自分の気持ちが相手に伝わったと思い込んでいる）

私　「言葉では伝えていないんですか？」

イクジさん　「言葉でって、子どもを虐待しているなんて言えるわけないでしょう」

私　「先ほど、仕事が忙しいから悩みを聞いてくれないとおっしゃいましたが、聞いてくれなかったのはどんなときだったのですか？」

イクジさん　「**この前、思い切って、『私はよい母親ではないような気がする』って言ったんです**（曖昧で間接的なコミュニケーション）。そうしたらまともに取り合ってくれなかったんです」

私　「具体的にはどういう言い方をされたんですか？」

イクジさん　「みんな最初から完全な母親なんかじゃない、悩まないで育てろ、こっちだって仕事が忙しいんだから子育てくらいしてくれって言われました」

私　「それでイクジさんは何と言ったのですか？」

イクジさん　「**ああ、やっぱりこの人は私の悩みなんて聞きたくないんだな、と思ってあきらめました**」（相手の言い分を理解したと勝手に思い込む）

私　「そう伝えたのですか？」

イクジさん　「**いいえ、言っても無駄だと思ったので、何も言いませんでした**」（沈黙、つまりコミ

ユニケーションの打ち切り）

コミュニケーションをひと言ひと言再現してもらったうえで、このように貧弱なコミュニケーションでは、イクジさんが深刻に悩んでいるという事実すら夫には伝わっていないだろうということを理解してもらいました。

そして、子どもの心の健康を考えると虐待は一刻も早くやめるべきであること、そのためには夫のサポートが欠かせないことを理解してもらいました。自分が子どもを虐待しているという事実をどうしても夫に話せないというイクジさんの気持ちを考え、夫に宛てて手紙を書いてもらいました。ほんとうは子どもが生まれる前にやっていた美容師の仕事を再開したいこと、昼間ずっと家にいるというライフスタイルはどうしても自分に合わないと思うこと、そのストレスで子どもを虐待してしまっていること、でも子どもをかわいいと思う気持ちも強いので、美容師として活躍できれば家にいるときには子どもをかわいがれると思うこと、子どもの虐待は一刻も早くやめなければならないのでどうしても夫には理解してもらい子どもを保育園に預けさせてほしいこと、保育園の先生なら今の自分よりも子どもに優しく接してくれると思うこと、など、思いつくままにすべてを書いてもらいました。

夫はショックを受けたようでしたが、「子どものためにどうしても理解してほしい」と泣いて頼むイクジさんに、「子育てがそんなにストレスになるとは知らなかった」と理解を示し、イクジさんが美容院に勤めることを認めました。

　仕事を久しぶりにはじめたイクジさんは、精神的にとても楽になり、子どもを素直にかわいいと思えるようになりました。たしかに仕事と育児の両立は大変ですが、子どもと一緒に過ごす時間が短くなったぶん、子どもとの関わり方を意識するようになり、虐待などほど遠い、濃密な関係をもつことができるようになりました。子どもの情緒も安定してきたため、母親としての自信もついてきました。

　夫は理解するわけがないと思っていても、率直に誠実にコミュニケーションすれば理解してもらえるというよい例でした。

*

　次のソウダンさんも、貧弱なコミュニケーションを改善することによってうまくいった例です。

◆◇◆◇◆◇◆◇◆◇◆◇◆◇◆◇◆◇◆◇◆◇◆◇◆

四八歳の女性ソウダンさん。体調不良のためにパートの仕事も続けることができなくなり受診したが、気分の落ち込みや老後に向けての不安を強く訴えた。夫との関係を聞くと、「夫には自分の気持ちなど話しても仕方がない」という言葉が引き出された。何を話しても、「具合が悪ければ病院に行けば」「こっちだって仕事で疲れているんだよ」などと答えるだけだという。彼女自身、子どもが大学に入り、これからの生活についていろいろと夫に相談したいこともあるが、何を言っても聞いてもらえないので相談する気にもならなくなったとのこと。この夫との老後を考えると、気が滅入ってくることも多い。

　更年期の女性には比較的よく見られるパターンだが、ソウダンさんと夫との関係は、役割期待をめぐるズレとしてとらえることができた。つまり、妻は夫に相談相手としての役割を期待しているけれども、夫は自分には生活を支える役割があると認識してはいても、妻の相談相手としての役割は十分に認識できていない、という構造である。

ソウダンさんが夫に対して抱いている期待がどの程度夫に伝わっているかということを知るために、そもそも、これからの生活についていろいろと相談したい、ということを夫にどういう言い方で伝えたのかとたずねると、実際には体調の悪さなどしか訴えていないということがわかった。ため息をついたり体調の悪さばかり訴えたりするので、夫としては「病院に行けば」としか対応できないのではないか、と推測された。

夫に期待する役割を直接的な言葉で語るところから始めるよう伝えたところ、「夫は仕事が忙しいからどうせ聞いてくれない」と抵抗を示したが、休日で夫にも余裕がありそうな時間を選ぶなどの工夫をすることで、少しずつ話し合いの習慣ができた。まったく話し相手になりそうもなかった夫だったが、話してみると案外理解してくれるということもわかった。「考えてみれば、もともとは好きで一緒になった相手ですから」と笑って語るほどになり、精神的にも安定してきたため、パートの仕事にも復帰することができた。

＊

ソウダンさんのような悪循環に陥っている例は多いと思います。ソウダンさんの例は、ズレが「行きづまり」の段階にあるわけですが、貧弱なコミュニケーションが原因となっている典型例だといえます。

相手への期待を冷静に見つめ直す

高校二年生のカクさんは、覚醒剤の症状が出て精神科に連れてこられた。母親はオロオロするばかりで、「できがよい子だったので甘やかしたのがいけなかったのでしょうか」と、みずからの育児を嘆いた。

カクさんは、はじめのうちは「だってやってみたかったんだもん」などと表面的なことしか語らなかったが、やがて、家庭内のストレスについて語りはじめた。地方の小さな町に住んでいるので、カクさんがちょっと変わったことをすると「カクちゃんのせいで、お母さん、ほんとうに恥ずかしかったわ」とすぐに母親になじられること。カクさんはもともと独創的な子で、ファッションも独特だし、高校でもバンドを組んで頑張っているのだが、そういうことも母親には気に入らない。「どうせ音楽をやるのなら、オーケストラにしなさい。楽器なら買ってあげるから」などと言う。カクさんに好きな男の子ができて、喫茶店でデートしていたら、すぐに噂になった。カクさんはお茶を飲んでいただけで、決して親に対して後ろめたいことはしていないのだが、父親も母親もカクさんの言い分を聞かずに「こんな子に育てた覚えはない」と叱りつけてきた。「男の子とお茶くらい飲んだっていいでしょ。いろいろとおもしろい話を教えてくれるんだから」とカクさんは頑張った。実際にとても知的な男の子で、宇宙の話や自然の話など、いろいろなことを教えてくれた。ところが、両親はまったく聞く耳をもたずに「高校生は男女交際などしてはいけません」と言い張るだけだった。

カクさんは親とは話をしても無駄だと感じるようになり、家でほとんど話さなくなった。そして、それまでつきあわなかったような友人たちとつきあうようになり、ついに覚醒剤にまで手を出してしまったのだった。

「デートくらい認めていれば覚醒剤には手を出さなかったのではないか」と言う母親に、父親は「そうやって子どもに妥協する態度がカクを悪くするんだ」と怒る。そんな両親を、カクさんは冷たい目で見つめる……というような状態だったが、カクさんが両親に何を期待するのかをやっとのことで書き出してもらうと、「自分を信じてほしい」ということを書いた。自分は大人になるためのプロセスにいるのだから、小さな子どもよりは行動範囲が広がっている。でも、自分のことも親のことも大切にするから、自分を信じて見守ってほしい、ということだ。一方、親がカクさんに期待していたことは、小さな子どもと同じ行動範囲にいろということだった。だから、この期待のズレが、カクさんの心の閉塞感を生みだし、逸脱へとつながっていったのだ。

話し合った結果、カクさんが絶対にうそをつかないことと、連絡をこまめにすることを条件に、親はカクさんを信じて、その行動に干渉しないことが決まった。カクさんは地域で活発に動き回るようになったが、親が心配するほどの逸脱行動は見られず、やがて立派に成長していった。

◆◇◆◇◆◇

カクさんのケースは、両親がカクさんへの「期待を修正」してうまくいった例です。ズレの状況としては「行きづまり」にあったのですが、そのストレスがカクさんを覚醒剤へと向かわせていたのでしょう。ズレを明らかにして、どちらが期待を修正すべきかを冷静に話し合うことによって、カクさんは大人へと成長することができたのです。

＊

別れたほうがよい場合

過食嘔吐を背景に、自殺未遂をして運び込まれてきたシニセさん。「過食をして太ったから死にたくなった」というのが自殺未遂の理由だった。

対人関係の状況を聞いてみると、老舗旅館の息子と婚約中。「彼はやさしいし、彼の家族も私のことを大切にしてくれる」と言うものの、「彼と結婚して幸せになれるかどうかわからな

◆◇◆◇◆◇◆◇◆◇◆

い」とのこと。どういうことかというと、自分が老舗旅館の女将としてうまくやっていけるかどうかが不安だということだった。シニセさんは雑誌の編集をしている。その仕事がとてもおもしろいし、誇りももっている。彼が旅館の息子でなければ、編集の仕事はやめたくないというのだ。

「それでも彼は仕事をやめろと言うんですか?」とたずねると、彼には仕事をやめたくないということを伝えていないとのこと。老舗旅館の息子と結婚するのであれば女将になるのがあたりまえだから、伝えても仕方がないと思う、とのことだった。

シニセさんと婚約者のあいだでは、妻の役割に関しての期待がズレていると考えられた。彼は、自分の妻に旅館の女将の役割を期待し、シニセさんは結婚してもほんとうは編集の仕事を続けていきたいと思っているのである。そして、そんなシニセさんの気持ちに彼が気づいていないことが問題だった。

シニセさんには、改めて自分の気持ちを彼に伝えてもらった。彼のことは好きだけれど旅館の女将には興味がないし、今の仕事をやめたくない、ということを伝えた。彼の返事は、「僕は旅館の女将になってくれる人としか結婚する気はない。愛があるのなら自分の仕事くらい犠牲にしてほしい」というものだった。彼の家族もみな同じ意見だった。同じように嫁として旅館に入った彼の母親に至っては、シニセさんのことを「わがまま」とまで言った。

シニセさんの過食はひどくなった。「私はやっぱりわがままで人に迷惑をかけてしまう」と落ち込んだ。しかし、シニセさんがこれだけ苦しんでいるのに、自分の意見を突きつけることしかできない彼と結婚して、ほんとうに幸せになれるのかということを考えてもらった結果、シニセさんはもう一度だけ彼に自分の気持ちを伝え、彼からは「旅館の女将になってくれる人としか結婚する気はない」という同じ答えが返ってきた。

これ以上彼との関係を続けようとすることが問題であるということに、シニセさんもようやく気づき、大きな決断をして彼と別れることにした。シニセさんは、しばらくは涙に明け暮れて過ごしていたが、やがて彼がお見合いをして結婚することになったという話を聞き、彼との別れを納得するようになった。その頃から、過食の勢いがなくなり、気づいてみたら症状はほとんど気にならなくなっていた。

そのあと、会社員の新しい恋人ができて編集の仕事も充実して頑張っている。

＊

シニセさんのケースは、「行きづまり」の段階にあったズレを明らかにしていったところ、解決不能なほどのズレであることがわかった、というものです。

旅館の女将になりたくないシニセさんと、妻には旅館の女将になることしか求められない彼とは、相手に対する期待を修正することができませんでした。これは、それぞれの価値観や事情を考慮すると仕方のないことだといえます。

コミュニケーションが貧弱だったときには、ズレが解決不能だということもはっきりしませんでしたが、十分なコミュニケーションを通して、そのことがはっきりしてきました。

悲哀のプロセスを歩みはじめたシニセさんは、彼のお見合いの話などによって、ますます明らかな喪失体験に直面し、順調に「絶望」から「脱愛着」へと至ることができたといえます。

思い込みがズレを広げる

重要な他者との関係ではありませんが、以下の例も、役割期待のズレの応用として考えると、とらえやすいでしょう。

＊

係長のマジメさんは今の課長が上司になってから、アルコールの量が増えた。週末には記憶がなくなるほど飲み、休日も昼間から飲んでしまう。健康診断で肝機能障害を指摘され、アルコールを減らすようにと言われているのだが、どうしてもコントロールできない。

課長はマジメさんよりも若いが、アメリカでＭＢＡ（経営管理学修士）を取得したエリートで、やり手である。マジメさんは、どちらかというと愚直に働くタイプだ。でも、責任感も強く、仕事をやり遂げる力があるので、周囲からは一目置かれてきた。また、誠実な人柄も評価されてきた。ところが、課長はそんなマジメさんのことをドライに叱りつけるのである。年下なの

◆◇◆◇◆◇◆◇◆◇◆◇◆◇◆◇◆◇◆◇◆

で口調は丁寧だが、マジメさんのことを、独りよがりだとか、いい加減だとか、非難してばかりなのである。部長には、マジメさんが課の厄介者であるかのような報告すらしているらしい。

誠実なマジメさんは、表だって言い返したりすることはないが、「エリートはやはり人情がないのだろうか。それにしても、自分の出来がそれほど悪いのだろうか」などと落ち込んでしまう。仕事が大変なストレスになっているが、だからといって別の生き方が考えられるわけでもないし、家のローンもあるしで、どうしても身動きがとれない。アルコールを飲み過ぎてしまう背景には、そんな気持ちがあった。

マジメさんの問題解決の第一歩として、課長がマジメさんに何を期待しているのか、ということに焦点を当てた。マジメさんは「そりゃあ、てきぱきと働いてほしいんでしょうよ。できるだけ頑張っているけれど、課長ほどの能力はありませんから」とあきらめ顔だったが、では、課長とうまくいっているほかのスタッフとマジメさんとのあいだにそれほど能力の差があるのかというと、客観的にはそうも思えないのだった。ほんとうのところはどうなのかを、勇気を出して課長に確認してもらった。

すると、課長は「ちょうど私も話し合いたいと思っていたんですよ」と、嬉しそうに語った。「マジメさんは、どうして私にきちんと報告や相談をしてくれないんですか？　マジメさんは私に何も教えてくれないので、私はフォローもできないし責任ももてない」というのが課長の言い分だった。これはマジメさんにとってはほんとうの驚きだった。というのも、マジメさんは、課長に迷惑をかけないようにと、できるだけ相談を控えていたからだ。仕事を任された以上は、まわりを煩わせずに成し遂げるべきだというのがマジメさんのプロ意識だったのだ。

マジメさんは率直にそのことを課長に伝えた。すると課長は、「そこが独りよがりだと言っているんです。私はあなたの上司ですよ。あなたがうまくできなかったときには私が責任をとらなければならない。相談も報告もされずに、悪い結果だけ聞かされるというのがどんなことだか、わかりますか？　上司の仕事は、相談や報告を受けながら、適切な指示を出すことでしょう。そうでなければ上司の存在意義なんてないんじゃないですか？　違いますか、マジメさん？」と言い返してきた。

自分がすっかり考え違いをしていたことに気づいたマジメさんは、それからは、意識して、一日一回は課長に仕事の経過報告をするようになった。うるさがられるのではないかという当初の予想に反して、課長は大変喜んでそれを聞いてくれた。マジメさん自身も課長からアドバイスを受けながら、追いつめられずに仕事ができるようになったし、課長によるマジメさんの評価もあがり、事情はずっと好転した。アルコールを飲まずにすむ日もでき、肝機能も回復した。

＊

マジメさんのケースも、貧弱なコミュニケーションがズレをどんどん大きくしていた例であるといえます。報告を期待する課長と、仕事を引き受けた以上は課長を煩わせたくないマジメさんのズレは、一回のコミュニケーションで簡単に解決しました。肝臓まで壊して悩んでいたのに、あっけないくらいですね。

ズレの上手な解決法

本章で述べてきたことをひと言でまとめると、「ズレの上手な解決法は、恐れずにズレに直面すること」なのだといえます。ズレがあるという現状を認めずにズレを解決することはできません。どのようなズレがあるのかを見きわめるためには、まずは十分なコミュニケーションをすることが必要です。コミュニケーションするだけで解決するズレも多いですし、十分なコミュニケーションを通して、自分と相手の期待がどれだけ妥当なものかを確認し合うこともできます。

私たちは、ズレに直面することに不安を感じます。ズレていることが明らかになると、ますます相手との関係が気まずくなるのではないかと思い、それならむしろ直面せずにすませたほうがましなのではないかと思ってしまうのです。

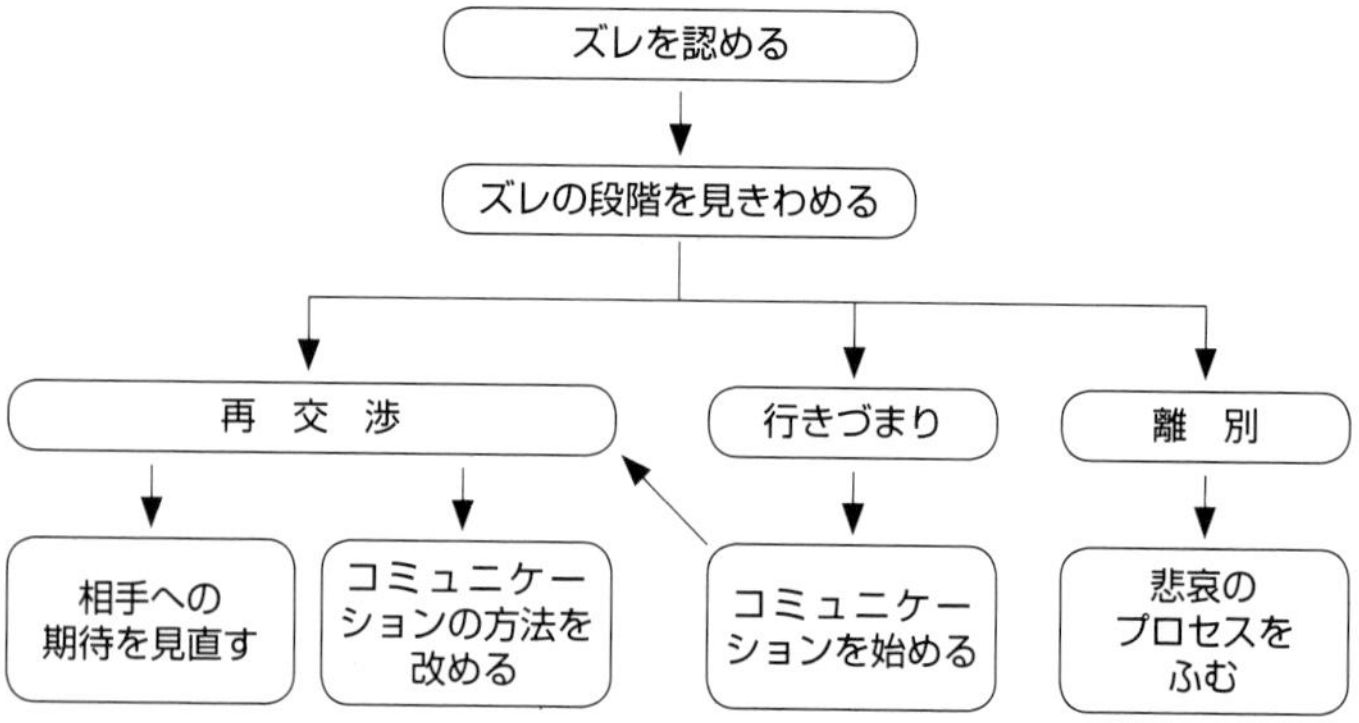

しかし、実際には、対人関係のズレを背景にしてさまざまな心の病になる人が非常に多いのです。ズレそのものもストレスになりますし、ズレを自分はどうすることもできないという無力感は、私たちから自尊心を奪っていきます。ズレを放置することこそが危険なのだという事実をしっかりと認識する必要があります。

第6章

変化にうまく適応できないとき

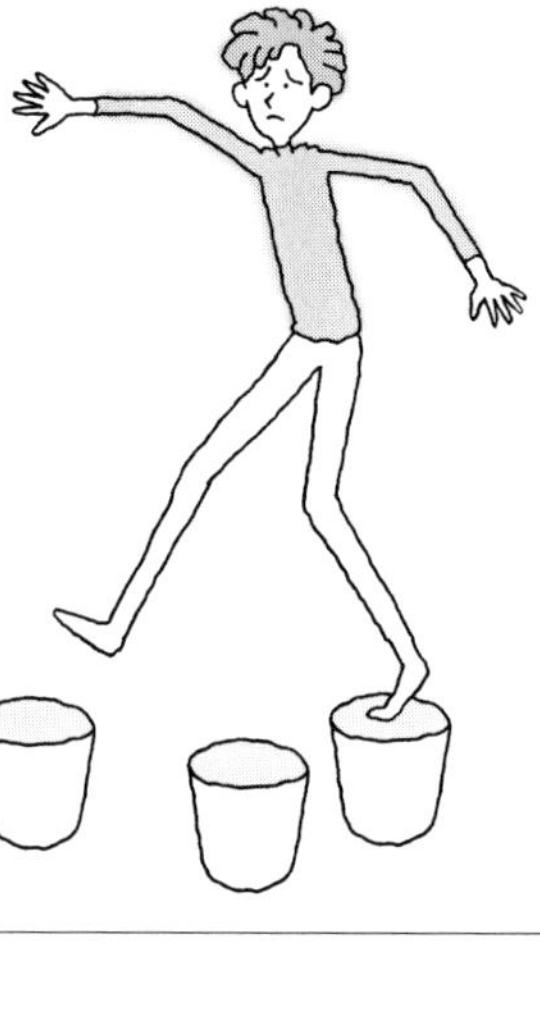

どんな変化もストレスのもと

人生にはさまざまな変化があります。入学、転校、卒業、就職、結婚、妊娠、出産、異動、昇進、転勤、転職、転居、退職、子どもの独立、病気……と、人生に起こりうる変化をあげたらきりがありません。これらの変化には、身体の変化も、社会的な変化もあるわけですが、どの場合も、その人の社会的な役割の変化をともないます。たとえば、妊娠するということは、「妊娠とは関係のない女性」から「妊娠している女性」へと社会的役割の変化をともないます。また出産は、分娩という生物学的なプロセスであると同時に、親になるという社会的役割の変化でもあります。定年退職をすることも、勤労者という社会的役割から、定年退職者という社会的役割への変化を意味します。

これらの変化は、大なり小なり、すべてストレスのもととなります。リストラされる、病気になる、という変化がストレスになりうるのは当然のことだと思われるでしょうが、一見望ましい変化もストレスになりうるのです。「昇進うつ病」というものがあります。昇進をして、おめでたいはずなのに、本人は病気になってしまう。社会的には望ましいとされている変化であっても、本人にとっては、昇進して責任が重くなることがつらいということもあるのです。

このように、すべての変化はストレスのもとになるとはいえ、通常は、私たちはこれらの変化をそれなりに乗り越えています。転職したときなど、しばらくは不安や違和感を覚えるものですが、慣れるにつれて落ち着いてくるものです。ところが、変化をうまく乗り越えることができないと、心を病んでいくことになります。

古い役割と新しい役割のプラス面とマイナス面

五〇歳の専業主婦カラノスさん。二人の子どもを育ててきたが、下の子も今年就職して家を出た。これまで子どもを中心に生活してきたため、心にぽっかり穴が空いたようになってしまい、元気が出ない。「これからは自分のやりたいことを」と言われても、何もやる気にならないし、何をやったらよいのかもわからない。

子どもの独立にともなう「空の巣症候群」だといえるが、「子育てに専念する母親」の役割から「子育てを終えた女性」の役割への変化に、うまく適応できていないと思われた。「子育てに専念する母親」としての役割には、生き甲斐もあった一方で、何でも子ども優先にしなければならない、さまざまな不安や責任の重荷がある、夫との関係も夫婦関係というよりも父と母の関係として考えなければならない、などのマイナス面もあったはずである。新たな役割である「子育てを終えた女性」には、子育てという生き甲斐がない一方で、これからは自分を最優先にできる、子どもの将来への責任を感じずに気楽に生きられる、夫とも一対一で向き合って新たな関係を築くことができる、などのプラス面もある。これらの点をバランスよく考えてもらった。
「子育てに専念する母親」のマイナス面を考えているときに、「いろいろなところに旅行に行きたかったけれど、子どもがいたため行けなかった」ということが思い起こされ、友人との旅行計画を立てようということになった。今まで「母親としての役割」を期待していた夫は、妻の旅行には当初難色を示したが、夫との関係も新たな局面に入ることを理解してもらい、最終的には快く送りだしてもらった。旅先でのさまざまな経験を通して、自分には子育て以外にもできることがあるということを理解し、自信をつけ、現在は病院で、元気に患者案内のボランティア活動をしている。

＊

カラノスさんの例もそうですが、役割の変化をうまく乗り越えられない人の場合、どうしても古い役割を過大評価してしまっています。子育てにはそれなりの悩みや不自由もあったはずなのですが、それらをほとんど忘れてしまって、ただよかったところだけが思い出されるのです。反対に、新しい役割については、嫌な面や不安な面ばかりが目につくものです。

役割の変化をうまく乗り越えるには、古い役割と新しい役割それぞれのプラス面とマイナス面をバランスよく見ていくことが必要です。そのためには、むしろ意識して、古い役割のマイナス面、新しい役割のプラス面を考えていくくらいのほうがうまくいきます。

カラノスさんは、古い役割のマイナス面、つまり、子どもがいると旅行にも行けなかったということを思い出すことによって、それを新しい役割のプラス面へとつなげていくことができました。

拒食のため、ガリガリにやせ細って病院を受診したリコンさん。食べなければいけないとは思うのだが、どうしても食欲が出ないとのこと。やせたいわけではない。食べられない理由はまったくわからないと言う。癌ではないかと検査も受けたが異常は見つからなかったということである。

対人関係について聞いてみると、最初は「とくに問題はありません」と通り一遍のことしか語らなかったが、やがて夫の暴力がひどいということがわかった。子どもにもひどい暴力をふるうので、もう離婚するしかないと思っている。でも、決意しても翌日には考えが変わって、踏み切れないのだということだった。

彼女が踏み切れない理由はいくつかあったが、話を聞いていくうちに、つまりは役割の変化を乗り越えられないのだということがわかった。「既婚女性↓結婚に失敗した女性」という役割変化、「両親が揃った家庭の母親↓母子家庭の母親」という変化、「働かなくても食べていける女性↓働かなければ食べていけない女性」という変化など、彼女にとって乗り越えるのがむずかしい役割変化がいくつかあった。このような事実に直面してしまうと、夫の優しかった部分が肥大化して思い出されてくる。そして、「よいところもあるのだし、不安定な生活になるよりは我慢したほうが…」という結論に達してしまうのだ。

しかし、離婚にともなう役割変化にはほかの側面もある。「夫から暴力をふるわれる妻↓暴力から解放された女性」「暴力的な家庭の母親↓平和な家庭の母親」「経済的に夫に依存した女性↓経済的に自立した女性」という役割変化もあるのだ。彼女は治療の中で、こちらの側面の存在にも気づいてきた。

それぞれをバランスよく考えた結果、リコンさんは「やはり子どもを暴力にさらすわけにはいかない」と決意し、離婚の話を進めた。それまではまったく相談もしていなかった実家の家族にも協力してもらい、離婚が成立した。そのあと、慣れない仕事でトラブルがあると拒食になることもあったが、だんだんと新たな生活に慣れて、「食べないと身体がもたない」と食べるようになった。その後、一時的な過食期を越えて、回復することができた。

＊

リコンさんの場合も、古い役割と新しい役割のプラス面とマイナス面を見直すことによって役割の変化を乗り越えることができたといえます。

一般に、ドメスティック・バイオレンス（DV：家庭内暴力）があるケースや、アルコール依存の夫を抱えるケースなどは、リコンさんと同じような深みにはまっています。どういうことかというと、

夫の暴力などがあると、「もう別れよう」と決意をする。

▼

でも、いざ家を出ようとすると、経済的な不安などが押し寄せてきて、「少し様子を見てからでも」という気になる。

▼

そのうちに、夫のほうが「俺が悪かった。もう二度としないから許してくれ」と謝ってくる。

▼

すると、「この人は昔は優しかった。もともとはよい人なのだから、私が救ってあげなければ……」と思ったり、「もう一度昔のような関係に戻れたら……」と思ったりして、ついつい情にほだされてしまう。

▼

そして、次の暴力が起こる

というパターンをくり返します。

このようなパターンは、役割の変化をうまく乗り越えられない問題として見ることができます。「どうしてこんな夫と離婚しないのだろう？」と思わせられるケースも多いのですが、新しい役割への不安が強い場合、どうしても相手を実際よりもよい存在として考えてしまうものなのです。

新しい対人関係の枠組みをつくる

役割の変化をめぐる不安は、経済的な問題だけではありません。対人関係の枠組みがガラリと変わってしまうことも大きな不安です。リコンさんも、夫の友人、近所の人たち、子どもの友だちの親とのつきあいなど、慣れ親しんだ人間関係がありました。自分自身の友人であっても、夫と結婚していることを前提に友人関係がつくられていました。

夫と離婚するということは、これらの対人関係の枠組みから脱するということになります。現在の対人関係は好ましい面ばかりでもないでしょうが、やはり離れるとなると不安を感じるものです。

リコンさんの場合、自分の新しい役割を支えてくれる対人関係をつくりはじめたことが、成功の一つのポイントでした。それまで実家の人たちには、夫についての相談をほとんどしていませんでした。どちらかというと結婚に反対だった家族を押し切って結婚したので、幸せを演じていたいという虚栄心もあったのです。

ですから、最初のうちは、実家の家族に相談することにはずいぶん抵抗がありました。それでもやはり、離婚して子どもとともにやっていくためには、実家の物心両面でのサポートが必要だと考え、意を決して相談したわけです。

実家の家族は、思いがけない深刻な状況に驚きましたが、リコンさんの身体にできた痣や傷を見て、「そんなひどい相手なら帰っておいで。命が何よりも大切なのだから」と言ってくれ、リコンさんのとりあえずの居場所を提供してくれました。夫を中心とした対人関係から、実家を中心とした対人関係へと、リコンさんの環境は変化したわけですが、従来通りつきあってくれる友人もまたその中で位置づけられ、役割の変化を支えてくれる対人関係の枠組みがだんだんとできあがったといえます。

このように、役割が変化するということは、それまでの対人関係を失うという側面だけでなく、新たな対人関係ができるという側面もあります。そして、そうした新たな対人関係の枠組みに注目することで、役割の変化を乗り越えるハードルを低くすることができるのです。

役割を現実的なものにする

ボセイさん。八ヵ月の息子をもつ母親である。息子をかわいいと思うこともあるが、泣かれてしまうとついつい怒鳴りつけてしまう。そうすると息子はますます火がついたように泣くので、パニックになって手が出てしまう。ときには、わざと熱いミルクを飲ませて「罰を与える」こともあるという。

このままでは息子がおかしな人間に育ってしまうのではないか、と相談に来た。

もともと、子どもの相手はあまり得意なほうではなかった。あやし方や遊び方もよくわからない。子どもが生まれる前は、ブティックに勤務しており、子どもとはまったく無縁の生活をしていた。それでも、夫が子どもをほしがり、自分でも、子どもが生まれればかわいがれるのではないかと思って出産したという。

ボセイさんの話には、「母親なんだから」「母親のくせに」などという言葉が頻繁に出てきた。そこで、どのような母親であろうとしているのかとボセイさんに聞くと、「私の理想は、ほほえみを絶やさない優しい母親と、愛情に包まれて嬉しそうに笑う子ども、というイメージなんです。でも、ずっとそばにいて、いくら優しくしてあげても、子どもは神経質に泣くだけ。私には母性というものがないんじゃないか、母親になったことが間違っていたんじゃないかと思うと、取り返しのつかないことをしてしまった、とパニックになってしまうんです」と答えた。

ボセイさんは、母親というものを理想化していた。また、子どもというものも理想化していた。非現実的なイメージをもっているため、子どもが泣くとそれだけで「自分には母性がないのではないか」と思ってしまうのだった。

ここのところ、子どもの前で笑顔を見せたことがないというボセイさんに、母親という役割を改めて考えてもらう必要があった。子どもが泣くときには、それなりの理由がある。オムツやミルクという問題があるときもあれば、眠かったり不安だったりというときもある。母親の役割は子どもに安心を与えてあげることだと考えれば、たとえ子どもが泣きやまなくても、「よしよし、大丈夫よ」と抱いてあげればよいはずだ。

また、ボセイさんは、子どものそばに二四時間いることが母親の役割だと思っていた。これも、必ずしも必要なことではない、ということを説明した。むしろ、子どもと一緒の時間に母親としての役割が果たせるように、自分にとってもっともストレスの少ないライフスタイルを考えるべきだということを理解してもらった。

ボセイさんは、子どもを保育所に預けて、ブティックでパートの仕事を始めた。自分で考えていた以上に、仕事をすることによって解放感が得られ、ストレスが発散された。夫に養ってもらっているという後ろめたさからも解放されて、自分の収入で好きな服を買ったりすることができるようになった。また、子どもと一緒の時間には、「子どもが泣こうがどうしようが、落ち着いて子どもに優しく接する」ということを心がけた。すると、それまで、泣いているときには憎らしく思えた息子が、いじらしい存在に思えてきた。自分に何かを訴えかけようと、生きていこうと必死で泣いているのだなと思うと、自然と励ましてやりたくなった。「そんな顔して泣かないで、ねえ、ママは君が大好きなんだからね」と話しかけていると、自分の気持ちも落ち着いたし、しだいに息子も泣く頻度が減ってきた。

ボセイさんは、母親の役割を「いつも子どものそばにいて、子どもを泣かせたりしない存在」というふうに思っていたわけだが、その役割を、「子どものそばにいるときには、子どもへの愛情を表現する存在」というふうに考え直すことによって、母親になるという役割の変化をスムーズに乗り越えることができた。今でも子どもは全般に「何となく苦手な存在」ではあるが、そんな自分が子どもに恵まれたことを心から嬉しく思えるようになった。

＊

ボセイさんのように、新しい役割を理想化してしまって、かえって自分の首を絞めてしまうというケースは案外少なくありません。本来、それほどむずかしくない役割の変化であっても、新しい役割が理想化されてしまうことによって、変化のハードルが高くなってしまうのです。

ボセイさんの場合は、そもそも新しい役割のイメージが非現実的に膨れ上がってしまっていた例です。これは、自分の考え方を修正すればよいだけですのでまだわかりやすいのですが、実際には、現実と絡み合ってもう少し複雑な例もあります。

たとえば、前に取り上げたリコンさんの場合もそうなのですが、役割の変化にともなって新たな技能が必要となる場合があります。リコンさんの場合は、仕事で必要とされる技能でした。それまでは働かなくても食べていけたのですが、離婚した以上、自分で生計を立てていく必要があります。妊娠してから仕事をしていなかったリコンさんにとって、仕事をする生活に入るということも不安やストレスをともなうものでしたが、よりよい待遇を求めるためにはパソコンなどの能力を磨かなければなりませんでした。

まったく働いていない状態から、高度なパソコン技術を必要とする仕事に就こうとすると、「そんなのは絶対に無理だ」という気分になります。でも、まずは、まったく働いていない状態からとにかく働く状態にすること、そして、徐々に仕事の内容を、より高い技能が必要とされるものに変えていけば、越えられないと思った山も越えられるものです。

リコンさんも、最初はスーパーのレジ打ちから始めました。次は、会社の雑用係に就職しました。書類を届けたりお茶くみをしたりする仕事ですが、それまでなじみのなかった「会社」という組織を学ぶことができました。また、この仕事をしているあいだに、パソコンを覚えました。次は、履歴書にパソコンができると書いて就職活動をすることができました。そうやって、少しずつ、自分に技能をつけていったのです。ときには絶望的になることもありましたが、最初から「パソコンもやって、会社のこともみんなわかって……」と高望みをしていたら、そもそも働くこともできなかったわけですから、結果的には役割の変化にともなって必要とされる技能を無理なく身につけることができたといえるでしょう。

性格にもよりますが、まずは資格を取ってそれから仕事を、という順番で考える人も少なくありません。しかし、そうしたことにこだわると、リコンさんのような場合には、いつまでたっても環境を変化させることができないでしょう。古い役割と新しい役割のプラスとマイナス面をよく考えたうえで、役割の変化が必要だと思えば、あとはまず一歩を踏みだしてみることがよい結果を導くこともあるのです。

このような場合、新しい役割が非現実的に理想化されていたとはいえないのですが、高望みをしないで、希望を低く設定しなおすことによって、最終的には高い目標を達成することもできるのです。そういう意味では、新しい役割を現実的なものにする努力はやはり必要だといえるでしょう。

◆◇◆◇◆◇◆◇◆

広い視野から自分の役割を見る

中高年サラリーマンのサセンさん。ある日、唐突に上司から関連企業への出向を打診された。サセンさんは、それまで、自分の人生を会社にすべて捧げてきたつもりだった。毎日の残業や取引先の接待は当たり前。休日もゴルフや上司のおつきあい。妻子からは白い目で見られ、家に帰れば自分の居場所もほとんどなく、それでも会社に尽くすことが自分のアイデンティティだと思ってやってきた。人並みはずれた上昇志向があるわけでもなく、現在の課長という役職に満足しており、せいぜい部長くらいにはなって定年を迎えられればと思っていた矢先の出来事だった。

「お断りしたらどうなるんでしょうか」とサセンさんが聞くと、上司は「残念ながらこの会社も業務縮小することになるから君の居場所はないよ」とけんもほろろの答え。まだ自宅のローンも残っているし、会社に行かない人生を考えられなかったサセンさんは、言われるがままに関連企業へと職場を変えた。

新しい職場では、今までほど仕事が忙しくなく、定時に帰れる日もあるくらいだった。土・日も休める。楽になったはずだったのだが、サセンさんはやがてひどいだるさを感じるようになり、食欲も低下してきた。何かをするとすぐに疲れるようになったが、明け方には目が覚めて十分に眠れない毎日が続くようになった。

栄養ドリンクを飲んでみたり、マッサージに通ってみたりしたが、いっこうに体調はよくならない。運動不足ではと思ってスポーツクラブにも入ったが、かえって疲れた。もしかしたら癌になったのではないかと不安になり、病院を受診した。身体的には異常がなく、精神科に回され、そこで「うつ病」と診断された。

サセンさんは、忙しいけれどもやりがいのある「本来の仕事」から、余裕はあるけれどもやりがいを感じられない「別の仕事」への役割の変化に、うまく適応できない例と考えられた。

抗うつ薬を服用するとともに、新しい役割への適応の仕方を考える必要があった。

サセンさんの中では、前の仕事が「本来の仕事」として理想化されていた。それなりに名の通った会社で、課長といえば人からは相応の敬意をもって見られた。会社に尽くしたものが昇進というかたちで返ってくると信じることができた。ところが、今度の仕事は、「本来の仕事」とは違う、という違和感を常に感じていた。人に名前を言っても通じない会社。肩書きは一応次長であるが、小さな会社だから世間は評価してくれない。自分はこんな会社にいるべき人間ではないと思うと、どうしても新しい会社に愛着を感じることができなかった。前の会社ではときがたつのも忘れるほど仕事をしていたが、今度の会社では一日に何度も時計を見てはため息をついた。

抗うつ薬の効き目が現れてきた頃、サセンさんは日曜日に近所の男性に誘われてゴミ焼却場の反対集会に参加した。それまで自治会活動など見向きもしてこなかったが、改めて見ると、自分の地域がいろいろな問題を抱えていることを知った。かならず休める土・日を使って、だんだんと地域の人たちとの交流をするようになった。環境問題に取り組むだけでなく、餅つき大会などのレジャーも地域ぐるみでするようになった。サセンさんの家族も参加するようになり、家族の会話もしだいに増えてきた。

地域活動に精を出すようになると、サセンさんは前の仕事を理想化していた自分が馬鹿馬鹿しく思えてきた。これだけ地域にやりがいのある活動があるのに、自分は二四時間三六五日職場のことばかりで、ずいぶんと偏った人間だったと感じるようになった。そして、満足できなかったはずの今の職場も、地域活動との両立をするには理想的な職場だと、かえって愛着を感じるようになった。

極端な仕事人間から、地域や家庭を大事にする職業人へと、サセンさんの役割は変化したわけだが、うつ病の薬物療法をするとともに、変化を前向きに利用することによって、サセンさんは前よりもむしろ健康になったくらいだった。前のままでは定年退職後にうつ病になっていたのではないかと思うほどだが、今では、定年になったらあれをしよう、これをしようと楽しみなくらいである。

◆◇◆◇◆◇◆◇◆◇◆◇◆◇◆◇◆◇◆◇◆

＊

もちろん、すべての職場環境の変化がサセンさんのようにハッピーエンドで終わるわけではありません。なかには、どうしてもその役割の変化になじめずに、また別の役割を考えなければならないこともあります。

しかし、サセンさんの例から学べることは、人間の社会的役割というのは、なにも職場にかぎったものではないということです。たしかに職場における役割は前よりも不満足なものになったかもしれませんが、家庭や地域での役割をトータルに考えてみれば、サセンさんの社会的役割はむしろ豊かなものになったと考えることもできるのです。そして、「重要な他者」との関係は、明らかに改善しています。できるだけ視野を広くもつことによって、同じ変化でも前向きに受け止められるということだと思います。

病気からの回復も「役割の変化」

第2章で、「病者の役割」について説明しました。病気になるということは、その人の役割が「健康な人」から「病気をもつ人」に変わることを意味します。正しい病人になるということは、役割の変化をスムーズに乗り越えるということでもあります。いつまでも、「私は病気ではない」と過去にしがみついていると治療も進まず、かえって病気をこじらせてしまうのです。自分の役割は変わったということを素直に認め、病者の役割に徹して治療を受ける義務を肝に銘じるべきです。

一方、病気が治るときも「役割の変化」を迎えます。とくに顕著なのは、病気のために休職していたような場合です。それまで、職場からも離れて病者の役割に専念していればよかったのが、職場に戻って仕事をする役割へと変わらなければならないからです。

こうした役割の変化をうまく受け入れられない場合には、「来週から職場に戻ります」と挨拶しに行った帰りに、絶望的になって自殺を図るといったことにもなりかねません。うつ病の回復期は症状が揺れ動きやすいので、その一つとしてとらえることもできますが、これは役割の変化の問題としてとらえることもできます。

久しぶりに職場に行ってみると、自分が知らないパソコンが導入されていたりする。自分はそれまでボーッと休んでいたのに、職場の人たちは、みなあわただしく働いている。そんな様子を見ると、自分だけが取り残されているように感じるものです。そうすると、ただでさえ役割の変化を乗り越えにくいのに、ますます「職場に戻るのは自分には無理だ」「絶対についていけない」と絶望的になってしまいます。まわりから見れば、病気が治って職場に戻れるのはおめでたいことであるはずなのに、なぜ落ち込むのかわからない、ということになるのでしょうが、本人にとっては役割の大きな変化に押しつぶされそうなのです。焦りや不安ばかりが空回りして、ますます変化に対応するためのハードルが高くなるという結果を招いてしまいます。

職場の人たちは、ぜひ、この役割の変化のハードルを下げてあげていただきたいと思います。ハッパをかけたりすると、かえってプレッシャーを与えかねません。「ずっと休んでいたんだから、まずはリハビリ気分でやってごらんよ」「すぐにバリバリ働かなければと思うだろうけれど、ここはグッと我慢して無理をしないようにしないと」「こっちも新しいパソコンが全然わからないから、君も一緒にゆっくり覚えようよ」などと声をかけてあげたほうがよいでしょう。

変化を上手に乗り越えるには

本章ではいろいろな例をあげてきましたが、原則は、「役割の変化は乗り越えにくい」ということをよく理解して取り組むことです。つまり、私たちは、新しい役割には不安を感じやすいし、古い役割は理想化しやすいのです。この傾向を十分に理解したうえで、古い役割と新しい役割のよい面と悪い面をバランスよく客観的に見渡し、役割の変化が乗り越えられるものなのか、乗り越えるべきものなのかを判断しましょう。

また、新しい役割で必要とされる技能は大きく見えがちです。そもそも、それがほんとうに必要なものなのか、必要だとしたら、それは一度にやらなければならないことなのか、まずは一歩踏み出してからゆっくりできることなのかを冷静に考えることによって、変化のハードルを下げることができます。

第7章 誰ともうまくいかないとき

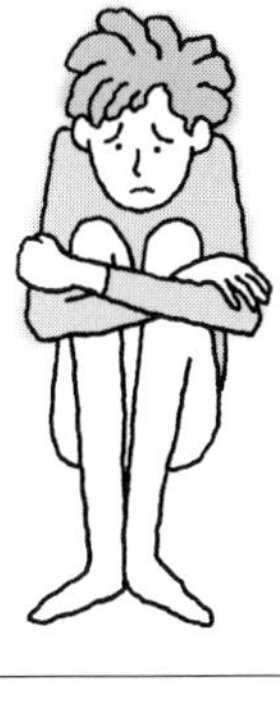

対人関係の欠如

◆◇◆◇◆◇

職場の屋上から飛び降りようとした、といって職場の人が精神科に連れてきたコドクさんは、四〇歳の女性だった。パートでスーパーのレジ打ちをしていたのだが、あまりにも愛想が悪いため、客に怒鳴られたのだ。それを店の人に注意されて、そのまま建物の屋上に駆け上がっていったらしい。何を聞いても「どうせ私なんて生きていても迷惑でしょ」「私が死んだって誰も悲しまないから」としか言わなかったが、身近な対人関係を聞いても、肉親も、親友もいないようだった。

何が問題なのかとたずねても、「自分のことは自分がいちばんよくわかっています」としか答えない。「私の気持ちがわかる人なんているわけがない」とも言う。

どうにかこうにか、コドクさんの今までの生活環境を聞き出した。彼女は、弁護士の娘として育った。裕福な子ども時代を送ったが、彼女が高校生のときに母親が離婚して家を出ていった。父親の浮気が原因だった。もともとあまり子どもをかわいがるタイプでなかった母親は、コドクさんを連れていくということも考えなかったようだ。父親は相手の女性と再婚したが、コドクさんとはうまくいくはずがなかった。大学に入ってからは、家を出て、父親の仕送りを受けながら一人暮らしをした。

コドクさんが現役で合格したのは私大の文学部だった。彼女はほんとうは父のような弁護士になりたかった。法学部を受け直そうと受験勉強もしてみたが、成績が上がらず、浪人するのもみっともないという思いで、結局そのまま文学部を卒業した。父親に紹介してもらって、どうにか法律事務所に就職した。ところが、法律家としての採用ではないので、当然、仕事の内容は、お茶くみやコピー取りだ。自分は弁護士の娘だというプライドを高くもっているコドクさんには、これはとても耐えられなかった。また、そんな感覚でいるために、職場の同僚や先輩ともうまくいかなかった。

法律事務所での仕事は長続きせず、父親から紹介してもらっては、いろいろな会社や事務所を転々とした。が、いずれも、単純労働ばかりで、彼女は満たされなかった。自分はほんとうは弁護士になるべき人間だと思って司法試験予備校に入学してみたこともあるが、勉強に集中できず長続きしなかった。そうこうしているうちに、父親が病気で死んでしまった。父親に就職を頼ることもできなくなり、スーパーのレジ打ちや清掃の仕事でかろうじて生計を立てるような生活になっていった。ところが、とにかくプライドが高いので、接客の態度も悪いし、清掃も雑になってしまう。常に職場の同僚とはトラブルを起こし、親しい友人もできなかった。

「いいんです、どうせ私が悪いんだから」とコドクさんはさっぱりと言うが、何がどういいのかもわからない。「私みたいな育ち方をしたら、普通の人みたいにならないのが当たり前でしょ」と言う。

＊

対人関係を築くことができない、対人関係を維持することができない、引きこもってしまっている……このようなケースを対人関係療法では「対人関係の欠如」として扱います。

ただし、「対人関係の欠如」の患者さんの治療は、短期ではむずかしいのが一般的です。短期治療では、問題を解決するというよりも、自分には「対人関係の欠如」という問題がある、ということに気づいて問題解決に取り組もうとするところまでが目標となります。

「重要な他者」との現在の関係に焦点を当てるというのが対人関係療法の原則ですが、「対人関係の欠如」の患者さんは、「重要な他者」との現在の関係というものが往々にしてありません。「重要な他者」との過去の関係や、現在の治療関係を検討しながら、対人関係パターンを認識して改善していくという方法になります。ですから、「対人関係の欠如」の人は、長期治療が必要となることが多いものです。

まず感情を表現してみる

対人関係の欠如の人は、「いいんです、どうせ私なんて」とか、「どうせ私のことなんて誰にも理解できません」とか、「どうせ死ぬしかないんです、放っておいてください」などと言ったり、「別に困っていません」「とくに何もありません」などと言うため、問題点を聞き出して整理するというところから骨が折れます。また、コミュニケーションの中で沈黙を多用するため、コミュニケーションを継続して行なうこと自体も大変です。

コドクさんの場合も、とりつく島もないような態度から、どうにかこうにか話を聞き出すところにまずエネルギーを注ぎました。たとえば、以下のようなやりとりがありました。

＊

私「お母さんが出て行かれたとき、どう思いましたか?」
コドクさん「……別に。もともと夫婦仲は悪かったですから」
私「自分を連れていってくれたらよかったのに、と思いませんでしたか?」
コドクさん「別に……。もともと、母と仲よくなかったですから」
私「お父さんとは仲がよかったんですね」
コドクさん「まあ、母よりはね」
私「じゃあ、お父さんが再婚したとき、嫌だったんじゃないですか?」
コドクさん「別に、そんなの父の勝手でしょ」
私「でも、そのあと、家を出ていますよね」
コドクさん「……」
私「居心地が悪かったから、家を出たんじゃないんですか?」
コドクさん「……」
私「同じ立場だったら、誰でも居心地は悪いと思いますけど……」
コドクさん「……」
私「まあ、嬉しくはなかったですよね」
コドクさん「はい」
私「家を出ることについて、お父さんはどうおっしゃいました?」

コドクさん「別に」
私「止めなかったですか？」
コドクさん「まあ、しょうがないなって言ってました」
私「新しいお母さんとコドクさんがうまくやっていけるように努力してくれなかったんですか？」
コドクさん「そうですね」
私「なんで努力してくれなかったんでしょうね？」
コドクさん「私のことなんてどうでもよかったんじゃないですか」
私「どうしてそう思うんですか？」
コドクさん「別に……」
私「家を出たあと、お父さんは会いに来てくれたりしましたか？」
コドクさん「ときどき、ふらりとやって来ました」
私「コドクさんの言うことは聞いてくれましたか？」
コドクさん「そうですね。お金もくれたし、就職の世話もしてくれたし。よい父でしたよ」
私「新しいお母さんとは、どうしてうまくいかなかったんでしょう？」
コドクさん「さあ」
私「意地悪な人だったんですか？」
コドクさん「別に、ふつうの人でした」
私「じゃあ、なんででしょうね？」

コドクさん「……」
私「どんなふうな関係だったんですか？」
コドクさん「関係なんてありません。口をきいたこともないです」
私「一回も口をきいたことがないんですか？」
コドクさん「最初の挨拶くらいはしたかな。でも、『よいお母さんになれるように努力するわね』って言われたとき、なんて言ったらよいかわからなくて、それっきり口をきいていないんです」
私「どうしたらよいかわからないと口をきかないということは、よくあるんですか？」
コドクさん「そうですね」
私「それにしても、まったく口をきかない関係なのに、お父さんは改善しようとしなかったんですか？」
コドクさん「はい」
私「なんででしょうね？」
コドクさん「さあ……。私は扱いにくいんじゃないですか。浮気したのは自分のほうだし」
私「後ろめたさがあったのかもしれないですね。でも、ほんとうはお父さんにもっと努力してほしかったですね」
コドクさん「……そうですか？」
私「そうでしょう。だって、当時、コドクさんはまだ高校生だったんでしょう。そのくらいの努力をする義務はお父さんにあったんじゃないですか？」

コドクさん「……でも、私なんて努力に値する子じゃないと思ったんじゃないですか」
私「そういう問題じゃなくて、それは、親としての最低限の義務でしょう。客観的に見て、お父さんのほうに問題があると思いますけど」
コドクさん「……」
私「正直に言って、寂しかったでしょう？」
コドクさん「……はい」
私「お父さんは、自分よりも新しいお母さんのほうが大切なんだなって思いませんでしたか？」
コドクさん「思いました」
私「そのあとに就職の世話をしてくれたりしても、その気持ちはなくなりませんでしたか？」
コドクさん「……はい。後ろめたいからやっているだけだと思っていました。だから、父が親切にしてくれればくれるほど、自分が情けなかったです」
私「情けないという気持ちを、もう少し説明していただけますか？」
コドクさん「ほんとうはこんな父なんか頼らないで一人立ちしたい、弁護士にでもなって父と母を見返してやりたい、と思ったんです。でも、実際には父に頼らなければ就職もできなかった。私はほんとうにだめな人間なんです」

＊

このように、傷ついた自尊心を推し量りながら、相手の気持ちを読んで先回りして聞き出すようなやり方をしないと話してくれない、ということも往々にしてあります。沈黙してしまったときには、質問の仕方を何通りか変えてみて、答えやすくしてあげる必要もあります。

コドクさんは、ようやく自分が寂しかったという感情を認めました。そして、自分が父親に捨てられたという気がしているということも認めました。これらが、「どうせ私なんて」というパターンの基礎にあることは明らかでした。

そこで、本来、高校生の娘を環境から守る義務は親のほうにあるのであって、コドクさんはむしろ被害者なのだ、という位置づけをすることで、コドクさんに共感を示したわけです。

虐待を受けた経験のある人などは、被害者としての位置づけをすることがとても重要です。「自分が悪いから、あんな扱いを受けたのだ」という気持ちを根強くもってしまっていますので、自尊心がいつまでたっても救われません。そうではなく、「相手が悪いから、あんな扱いを受けたのだ」というふうに気持ちを切り換えなければ、自尊心の問題は解決しないのです。

自分のコミュニケーションパターンをチェックする

コドクさんのコミュニケーション分析を行なうために、スーパーの客とのトラブルをめぐるコドクさんと店長とのやりとりを報告してもらいました。コドクさんのコミュニケーションが貧弱なのは一目瞭然でした。（**太字**が、コミュニケーションに問題のある例です）

＊

コドクさん「私に対するクレームが来ているって、店長に呼び出されたんです」
私「店長は何と言ったんですか？」
コドクさん「私の接客態度に問題があるって」
私「どういう問題ですか？」
コドクさん「……挨拶もしない、質問をしてもにらみつける、おつりを間違えても謝り方に誠意がない、とか」
私「それで、コドクさんは何と言ったんですか？」
コドクさん「すいません、って謝りました」
私「店長は？」
コドクさん「その謝り方に誠意がないって言うんです」
私「それで、コドクさんは何と言ったんですか？」
コドクさん「じゃあ、やめますって言いました」
私「なんでやめるんですか？」
コドクさん「**だって、謝っても文句を言われるんじゃ、やめるしかないじゃないですか**」（相手の言いたいことを理解したと思い込んでいる）

私「店長は何て言いましたか?」
コドクさん「やめるって言えばすむと思っているのかって言いました」
私「それで、コドクさんは?」
コドクさん「**自分が文句をつけてきたくせに何を言うんだって、頭に来たので黙っていました**」(沈黙)
私「店長は?」
コドクさん「……おまえはほんとうにひねくれている。そんな態度だから客に嫌われるんだなって」
私「それで、コドクさんは?」
コドクさん「**こんな店長ごときにここまで言われる筋合いはないって思ったので、後悔させてやるために飛び降りてやろうと、屋上に駆け上がったんです**」(言葉を使わないコミュニケーション)

＊

この一連の会話を見ただけでも、コドクさんのコミュニケーションの悪いパターンがいくつも含まれています。

まず第一に、自分に対する批判らしきものが聞こえると、相手が自分に何を求めているのかを冷静に確認しないで、すぐに「やめます」というふうな反応をしてしまうこと。

これは、「どうせ私なんて」という低い自尊心をもっていることがその背景にあります。もう少し自分に自信があれば、「どうすればよくなるのですか?」とか、「すみません、もう少し努力してみます」とか、「私は誠実に謝ったつもりなのですが、どういうふうにすればそれを理解していただけますか？」などと話を進めることができるはずです。でも、自分への批判に直面することが耐えられないと思うので、「やめます」というふうに結論を急いでしまうのです。

第二に、黙ったり、屋上に駆け上がったり、というようなコミュニケーションパターンをとること。言葉を使わないコミュニケーションにすぐに逃げ込んでしまうのです。

どうして店長に素直に謝れないのかと聞くと、「私が悪いのかもしれないけれど、どうしても相手が自分より下に見えてしまうんです。そして、こんな店長ごときにっていう気持ちになってしまうんです」との答えでした。

客観的に見て店長の言うことは間違っているのかとたずねると、「店長の言うことはもっともなんです。私も店長の立場だったら、同じように言うと思います。自分の能力が低いのはわかっているんです。でも、どうしてもプライドが邪魔をしてそれを認めることができないんです」と、ついにコドクさんは泣き出しました。

うまくいった対人関係を探してみる

現在、あらゆる対人関係がうまくいっていないという人であっても、今までの人生の中には、うまくいった対人関係がいくらかはあるものです。小さな頃の家族や友だちとの関係にそれが見られることもあります。コドクさんの場合もそうでした。

＊

コドクさんには親友と呼べる人もいなかったが、居心地のよい対人関係はどんなものかと聞いた。すると、生まれ育った土地にいる幼なじみであれば気を許せるということだった。「自分は特別だ」と肩肘を張らずにすむという。なぜなのかということを突き詰めてみると、それは、自分が弁護士の娘として恵まれた子ども時代を過ごしたことを知っている人たちだからだということがわかった。そういう幼なじみには文句を言われても素直に謝ることができるし、トラブルも起こらないのだった。

そうでない人たちとはなぜトラブルが起こるのか、ということを考えてもらったところ、自分は所詮スーパーのレジ打ちだと思われているために、文句を言われたりするとコンプレック

◆◇◆◇◆◇◆◇◆◇◆◇◆◇◆◇◆◇◆◇◆◇◆◇◆◇◆◇◆◇◆◇◆

スを直撃されるような気がすると言うのだった。そして、つい攻撃的になってしまったり投げやりになってしまったりするのだ。

＊

コドクさんの例のように、うまくいく対人関係とそれ以外のものを比較することによって、何が自分の対人関係を妨げているのかを知ることもできます。

また、次のような例もあります。

＊

誰とも会話がはずまないことが悩みの男子大学生、ウチキさん。デートをしても、気の利いた会話ひとつできないし、相手が男友だちでも会話が続かない。

気軽に誰とでもおしゃべりできる人が羨ましくてたまらない。対人関係の苦手意識が強すぎて、最近では、人と話そうとするだけでも胸がドキドキして顔がカーッと熱くなってしまう。自分は対人恐怖症ではないかと思うくらいになってきた。

「自分に自信がないから、人づきあいができないんだと思う」とウチキさんは言うが、「自信がないから」という理由づけだけだと、なかなか改善の見込みがない。だから、ウチキさんも、絶望的な気分で暮らしているのだ。しかし、「人づきあいができないから自分に自信がもてない」という側面もある。そこで、今まで他人と自然に自信をもって話をすることができた記憶はないか、考えてもらった。すると、高校時代、選挙管理委員会の委員を務めたときが、いちばん生き生きしていたと答えた。自分は選挙管理委員会の委員だというふうに役割がはっきり決まっていると、普段はドキドキするような相手とでも堂々と話ができたのだろう、とウチキさんは分析した。

この記憶をヒントに、決まった役割の中での他人とのつきあいをウチキさんに試みてもらった。ウチキさんは、当時、「大学生なんだから、何と言ってもテニス・サークルに」とテニス・サークルに所属していたが、それこそ他愛のないおしゃべりが中心の人間関係なので、ウチキさんが伸び伸びとできるわけはなかった。そこで、ウチキさんの関心に合わせて、介護のボランティア活動を始めてもらった。自分は介護をする人間だという役割が決まれば、誰とでもスムーズにコミュニケーションすることができた。

自分に自信がないと思い込んでいたウチキさんは、自分が単に「他愛のないおしゃべり」が苦手なだけなのだということに気づき、少しずつ自信を深めていった。

＊

ウチキさんの場合は、うまくいった対人関係パターンを思い出すことによって、自分の得意なパターンに気づくことができたという例でした。

治療関係を利用する

対人関係療法では、治療者はあくまでも患者が現実の社会でうまくやっていくためのサポートをする存在として位置づけられますので、治療関係を中心テーマに取り上げたりはしません。それでも、「対人関係の欠如」の人の場合、治療関係以外に対人関係がない、という場合もありますので、対人関係パターンが現れる場として、治療関係を利用することもあります。

＊

治療がある程度進んだ頃、コドクさんは、「今日かぎりもう来ません。お世話になりました」と言いに来た。

「どういうことなのか」「何が気に入らないのか」とたずねても、「別に何でもありません。もう来ないだけです」とくり返すのみ。

前回の治療でのやりとりを思い返して、もしかしたら、と思ったことを確認したところ、その通りだった。

前回の治療で、治療者との関係に執着するコドクさんに対して、「治療の本来の目的は、コドクさんが治療以外の場で元気にやっていけることなのですよ」という言い方をしたのが問題だったのだ。ようやく自分の気持ちを理解してくれる人にめぐり会ったのに、この人もまた自分を見捨てるのか、という気分になったというのだ。それは、母親が家を出たときに「これからはお父さんがコドクをしっかり育てるよ」と言ったくせに、また、自分のよき理解者だと思っていたのに、結局は簡単に自分を手放した父親を思い出させる、というのだった。

「人を信用すると、捨てられる。それなら、最初から信じないようにしよう、と思って生きてきました」とコドクさんは言った。

治療の目的を達成することは決してコドクさんを見捨てるということではないこと、治療者との関係がなくなるときには、もはやコドクさんは治療者なしでもやっていける状態になっていることを説明して、コドクさんを安心させた。

そのうえで、「自分を見捨てる気か、お父さんと同じなのかということを、どうして直接話してくれなかったのですか?」とたずねた。

「プライドが邪魔をするのです」とコドクさんは答えた。「人に見捨てられるのが怖い人間だと思われたくないんです。『あなたなんかに助けてもらわなくても生きていけるのよ』って言いたくなるんです」

人間は他人の助けなしには生きていけないこと、人に見捨てられるのは誰にとっても怖いことなのだということをコドクさんに説明した。そして、こちらがいくら力になりたいと思っても、今日のコドクさんのように「もう来ません」としか言わなかったら、どうやって力になったらよいのかがわからない、ということを説明した。

コドクさんは、今までも同じようなパターンをくり返してきた、ということを打ち明けた。

そして、これからは、少しずつ勇気を出してパターンを変えてみたい、とも言った。

◇◆◇◆◇◆◇◆◇

＊

コドクさんの治療には長い時間がかかりました。自分の問題は対人関係にあるということがわかったコドクさんは、対人関係の悩みが少なそうな警備の仕事につきました。相変わらず、人の言ったことをゆがんで受け止めてはいじけたり悩んだりということを続けていましたが、自分に対する批判をできるだけ冷静に受け止めるように、そして投げやりなコミュニケーションをしないように、少しずつ努力をしました。

長い道のりではありますが、自分の対人関係パターンに気づき、それがさまざまな問題を起こしているという点を認識するだけでも、コドクさんは改善のいとぐちについたといえます。

引きこもりの場合

コモリ君、一九歳の男子。高校在学中に不登校になり、そのまま引きこもりが続いている。トイレに行く以外はほとんど自室で過ごす。食事は、部屋の前に母親が置いていったものを食べて、終わるとまた廊下に出しておく。以前は両親が部屋に入ってきたりしたが、コモリ君が荒れたことに恐れをなして、最近は干渉もしなくなった。

コモリ君からは、インターネットを利用して相談を受けた。将来への不安や焦り、自分に対する自信のなさ、過干渉な母親への不満……。コモリ君は、悩みでいっぱいだった。毎日コンピュータの前に座っては、自分の悩みに埋もれてみたり、それに疲れるとゲームに興じたり、という生活を送っていた。

幸いなことに、コモリ君は現状を改善したいという気持ちを強くもっていた。そこで、まずは家族との関係に注目してみることを勧めた。コモリ君は、父親は仕事にしか関心がないし、ときどき感情的に怒鳴るだけで愛情らしきものを感じたことはない、また、母親はコモリ君の成績や世間体ばかりを気にしていて、こちらもコモリ君の存在を受け止めてくれている感じがしない、と言った。

「僕が不登校になったとき、母親は『みっともないから学校に行ってくれ』と言いました。自分の体面しか考えていない人なんです」

「父親は、『こんな生活をしていると社会の落ちこぼれになるぞ』と脅しにきました。『学歴のない人間はクズだ。そんな息子は勘当だ』などと怒っていました。エリート会社員の父親には、僕の気持ちなんかわからないでしょう」

これらの文章をメールで送ってきたコモリ君に、これをそのまま印刷して両親に読ませるように、と伝えた。コモリ君は、「そんなことをしても無駄だと思う」と言いながらも、食器を廊下に置くときに一緒に置いてくれた。

すると、翌日、母親からの返事が食事とともに届けられた。

「あなたをそんなに傷つけていたなんて知りませんでした。ごめんなさい。あなたの気持ちをもっと知りたいので、これからも手紙をくれませんか」

コモリ君は、この返事に感激して少々泣いたそうだ。でも、きれいごとを言っているだけかもしれない、と気を引き締めて、今まで母親に対して抱いていた不満を次々とパソコンに打ち込んでは印刷して食事の終わりに母親に届けた。

母親は、しばらく誠実に返事をよこしていたが、やがて、「あなたの手紙を見ていると頭がおかしくなりそうです。あなたはいったいお母さんに何をしてほしいのですか」と書いてきた。

コモリ君は、その日の食事には手をつけず、お盆ごと階段の下に投げつけた。しばらく部屋の中で荒れていたが、やがてパソコンに向かった。

「やっぱり母親はこんな人なんです。頭がおかしくなりそうなのは僕のほうなのに、母親はいつも自分のことばかりしか考えていない。もうあんな母親には何も話したくありません」

コモリ君には、こちらから、「そもそもコモリ君はお母さんに手紙を書いていたときには、何を求めていたんでしょうね」とたずねてみた。すると、「わからない。でも、とにかく読んでほしかったんです」と答えてきた。

「じゃあ、お母さんにそう返事をしたらよいではないですか。頭がおかしくなりそうだというのは、ほんとうに何をしてあげたらよいかわからなくて困っているだけかもしれないでしょう。判断するのは次の返事でよいのでは？」

このアドバイスにコモリ君は三日ほど悩んだが、意を決して母親に「ただ手紙を読んでほしかっただけです。無理ですか？」と書いた。

母親からは、「そういうことなら、読みます。お母さんはただ読んでいますから、何かしてほしいことがあったらちゃんと伝えてください。どうしてこの三日間返事をくれなかったのですか？　食事が投げつけてあったけど、何か気に障りましたか？」

コモリ君「前回のあなたの手紙は、つきあいきれない、という雰囲気でした」

母親「そんなつもりはありません。ただ、私は今まで母親として失格だったのだろうな、と思っていますので、あなたの手紙から読みとるべきことを読みとれていないのではないか、と不安だったのです」

こんなふうに、コモリ君と母親のやりとりは続いた。

かなりの時間を経て、コモリ君は少しずつ外に出はじめた。母親とは他愛のない話はできるようになったが、むずかしい話は相変わらず手紙のやりとりである。それでも、コモリ君は母親からの愛情を前よりも感じられるようになったし、自分も人に受け入れてもらえるのではないかという可能性を前よりも感じるようになった。

◆◇◆◇◆◇◆◇◆◇◆◇◆◇◆◇◆◇◆◇

＊

引きこもりのケースが、すべてコモリ君のようにすればうまくいくというわけではありません。コモリ君の場合、本人の動機づけが強かっただけでなく、母親がそれなりに辛抱強くコモリ君につきあえた、ということも恵まれていた点でした。

コモリ君の場合、母親のコミュニケーションも貧弱で、「頭がおかしくなりそうです」などと誤解を招きそうなことを書いています。それに対して、コモリ君も、その意味を確認することもせずに、「やっぱり」と荒れてしまいます。

手紙という手段だったから、それでも頭を冷やしながらコミュニケーションできたのでしょう。「対人関係の欠如」の人の場合、コミュニケーションがほんとうに下手だということが多いですから、手紙や交換日記を利用するのは有効な手段です。

対人関係をつくれない・続けられない人は

本章で述べてきたように、対人関係のパターンに大きな問題を抱えている人は、その改善にも時間がかかります。まずは問題点を認め、解決の方向性を見いだすということが、大きな第一歩になります。

ところが実際には、このタイプの人はそれほど多くないというのが私の実感です。本人は「誰も親しい人がいない」などと言っていても、関係が疎遠になっている肉親がいたりすることが多いのです。本人は「親にこんなことを言っても意味はない」「心配をさせるだけだから親には知らせずに治してほしい」などと訴えますが、実際に親に連絡をとってみると、心配してすぐに駆けつけてくるというケースも少なくありません。

こんな場合は、むしろ「役割期待のズレ」として扱えると思います。つまり、本人は親に相談相手としての役割を期待してはいけないと思っているけれども、親のほうでは、自分を頼って相談してほしいと思っている、というズレとして扱えば、ずっと早く解決するかもしれません。

「この人には親しい人がいない」という結論をさっさと出す前に、丁寧に対人関係をチェックしたほうがよいでしょう。本人が隠したがる、触れたがらない関係があるようなら、とくに注意したほうがよいと思います。もちろん、断定的に「あなたが触れたがらない対人関係こそ、あなたの問題です」などと決めつけてはいけません。あくまでも、「お母さんが田舎にいらっしゃるのに、あまり連絡をとられていないんですね。お母さん、心配されているんじゃありませんか?」というふうに常識的な聞き方をするべきです。

第8章 困難に直面したとき

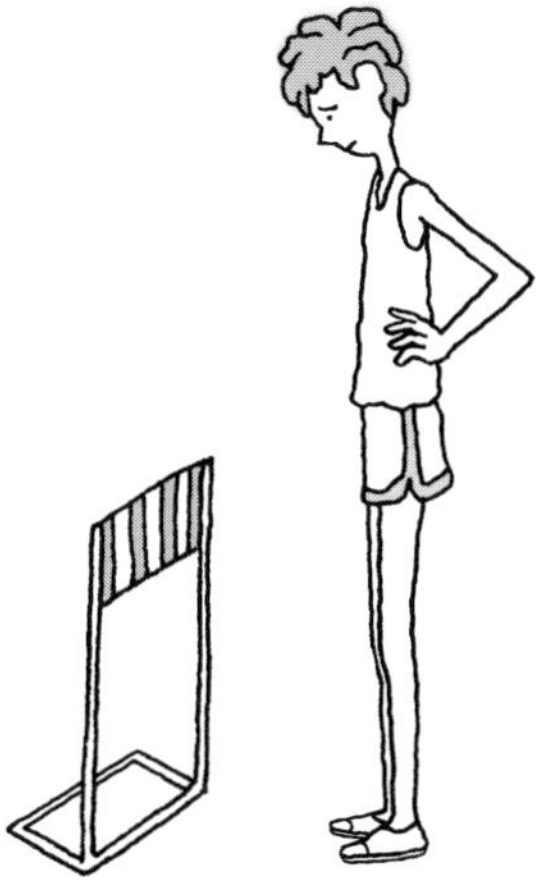

前章まで、対人関係の問題への取り組み方をテーマ別に述べてきました。でも、原則は理解できても、実際にやってみようとするとうまくいかない、ということもあります。本章では、そんなときの解決方法を取り上げていきたいと思います。

相手が協力してくれない

たとえば、相手とのズレを改善しようとコミュニケーションに努めても、相手がそれに協力してくれないということがあります。

一つの解決方法は、相手が協力しやすい環境を整えてあげることです。人間は、追いつめられると余裕がなくなります。また、相手に責められていると思うと、反撃したり逃げたりしようとするものです。質のよいコミュニケーションをするためには、相手にとって都合のよい時と場所を選び、相手を追い込まないような姿勢でコミュニケーションすることがとても大切です。

＊

子どもの受験について夫に相談したいのに聞く耳をもってくれないと悩むナヤミさん。どういうふうにコミュニケーションしているのかを具体的に聞いてみると、夫が夜遅く酔って帰ったようなときに、「こっちはこんなに悩んでいるのに、自分ばかり呑気にお酒なんか飲んで……」と頭に来てしまい、感情的になって、「ちゃんと子どものことを考えてよ！」

と怒鳴ってしまうとのこと。すると、夫は「こっちだって仕事で疲れているんだ。子どものことはおまえに任せたはずだ！」と怒りだす。酔っていないときならよいかと思って朝食のときに相談してみると、「今日の会議のことで頭がいっぱいなんだ。そんな話はあとにしてくれ」と言われてしまう。

夫には責任感がないと嘆くナヤミさんに、もっと夫にゆとりがあるときに相談すればよいのでは、と提案した。すると、「うちの夫はいつも忙しくて、ゆとりなどない」との答え。そこで、手紙を書いてもらうことにした。

具体的に相談したい内容をきちんと書いてみると、ナヤミさんの頭も多少整理されたようだった。自分が今まで夫に相談したいとモヤモヤ思ってきたことが、具体的にはどういうことだったのか、手紙を書きながらナヤミさんは改めて認識することができた。ナヤミさんの頭の中では、相談に乗ってくれない夫への不満と、子どもの将来についての不安が、一体化してしまっていたということも理解できた。手紙を何度も書き直しながら、ナヤミさんは、子どもの受験に関して具体的に夫に相談したいことと、夫の態度に関して改めてほしいことを、だんだんと区別していった。

その手紙を夫に渡し、「いつでもよいから時間のあるときに読んで考えを聞かせて」と伝えた。夫は手紙をカバンに入れて出勤した。それからも夫の遅い帰りは続いたが、その週の週末、夫が子どもの受験に関する自分の考えを伝えてきた。また、「これからはこういうふうにときどき二人で話をしよう」と提案してきた。あまりにもことが簡単に進んだので、ナヤミさんのほうがびっくりしたくらいだった。

＊

◆◇◆

すべての例がナヤミさんのように簡単に解決するわけではありませんが、ナヤミさんのケースは大変わかりやすいものです。余裕がないときに、責めるような口調で言われれば、誰でも身構えてしまいます。自分を守ることに必死になってしまって、本来話し合うべきことにまで気持ちが回らなくなってしまうのです。

また、話をもちかけるほうも、相手が自己防衛的な姿勢に入ってしまうと、ますます感情的になってしまいます。そしてナヤミさんのように、「夫には責任感がない」といった批判につながってしまうのです。

こうして、マイナスの感情がマイナスの感情を呼んで、事態は悪循環に陥っていきます。

この悪循環を解決するために、ナヤミさんは手紙という手段をとったのですが、頭を冷やして考えを整理しながら手紙を書けたという点でナヤミさんにとってはプラスでしたし、夫のほうでも、余裕のあるときに冷静に読むことができたという点でプラスだったのです。なぜ悪循環が見事に解消されたかがよくわかります。

もっとこじれたケースでは、ナヤミさんのように一回の手紙ではすまないでしょうし、このようなやりとりを何度かくり返さないとなかなか話が前に進まない、ということにもなります。だからといって絶望的にならずに、こじれたケースであればこそ、原点に戻って、相手を追いつめずにコミュニケーションしやすい環境を根気強く整備してあげることです。

相手にとってどのような環境がもっともよいか判断できない場合には、直接本人の意見を聞いてみるとよいでしょう。「今は忙しそうね。いつなら聞いてもらえる?」と聞いてもよいし、「子どもの受験について相談したいんだけど、内容を手紙に書いて渡したら読んでくれる?」と聞いてもよいでしょう。

以上のようなやり方をとってもどうしてもうまくいかない場合には、ほんとうにその相手が協力を依頼すべき相手なのかどうかを見きわめることです。

＊

自分なんて生まれてこなければよかったのだと思いながら援助交際やリストカット(手首切り)をくり返す高校生のマザコさん。友人に「もっと自分を大切にしたら」と言われても、自分にはこんな姿が似合っているとしか思えない。というのも、三人きょうだいの末っ子のマザコさんは、優秀な兄と姉をもち、「できそこない」として育てられてきた。成績もよくない。運動も、そのほかのことも、これといって得意なものもない。父親は「マザコは優しいところがある」とほめてくれたこともあるが、単身赴任の期間が長く、マザコさんにとって決して身近な存在ではなかった。一方、母親は露骨に「子どもは二人でやめておけばよかった。あんたを産んだことは失敗だった」とマザコさんの前で言い、マザコさんの長所を認めようともしなかった。

そんなマザコさんも、援助交際で補導されたのをきっかけに、対人関係療法に取り組むことになった。そして、「できそこない」として育てられることで、どうしても自分を大切だと思うことができなかった、という気持ちを家族に伝えることになった。ところが、勇気を出して伝えてみても母親は、「だから何なの？　お兄ちゃんもお姉ちゃんもまともに育っているのよ。親が悪いわけじゃないってことは一目瞭然でしょ」と言い放ち、まったく反省もしない。マザコさんは、さらに母親に譲歩して「お母さんの気持ちもわかるけど」と話してみたが、それでも母親は「いつまでも自分に甘えていないでちゃんとしなさい。そんなことばかり続けていると勘当するわよ」と言う始末。

「やっぱり私の問題は解決できない」と絶望的になったマザコさんに、父親とのコミュニケーションを勧めた。マザコさんは、最初は驚いて躊躇した。「だって、父はほとんど家にいなかったから私のことなんかわからないと思う。母親が理解できないことを父親が理解できるわけはない」と言っていたが、やがて父親に手紙を書いてみた。

事態の深刻さを知った父親は、マザコさんにいろいろと質問をしてきた。そして、「君にそんなことを言ったなんて、お母さんは母親として失格だ」と、母親を問いつめたり説得したりしたが、母親が完全にマザコさんに愛情を感じていないことを知った。いろいろと工夫したがうまくいかず、結局、父親はマザコさんとともに家を出る決意をして、マンションを借りて生活を始めた。

マザコさんはそんな父親の態度に感動するとともに、罪悪感を覚えた。「私がお父さんに手紙なんか書かなければ、余計な家賃もかからなかったし、お父さんに家事をやらせたりすることもなかったのに」と、何度も父親に謝った。父親は、「親は子どものことを考えて当たり前だ」と、マザコさんを励まし、ときどきは母親とも話し合いを続けた。

マザコさんの家族は、いまだに二重生活のままだが、マザコさんは父親といろいろな話ができるようになり、また、父親の愛情を感じることができるようになった。援助交際をしようと思うことはほとんどなくなり、大学進学に向けて前向きに勉強できるようになった。

◆◇◆◇◆◇◆◇◆◇◆◇◆◇◆◇

＊

マザコさんのケースは、「重要な他者」として関係の改善をするべき相手を母親だと思っていたときには余計に心の傷が深まり、思い切って父親に切り換えることで、見事に父親が「重要な他者」として機能してくれた、という例です。

親子関係の場合、往々にして、子どもにとっていちばん重要なのは母親だと誰もが思ってしまいがちです。でも、マザコさんの場合も、より子育てに適していたのは父親のほうでした。母親は客観的に見ても、やはり母親としての資質を疑わせる人物でした。

「子どものことは母親」というような固定観念をもたずに、「重要な他者」として本人のためにもっとも機能してくれる人を見つけることは、とても大切なことです。場合によっては、その人が親ではなく兄姉であったり、恋人であったりすることもあります。ただし、一般的な順序としては、やはり親→兄姉、あるいは恋人、という順序になるでしょう。

重要な他者として機能してもらうためには、物心ともに大部分のエネルギーを費やしてもらう必要があるからであり、その人にまったく別の生活があるような場合には、大変むずかしくなるからです。単に、「話しやすい」「話しにくい」というレベルで簡単にあきらめるのではなく、ほんとうにその人に「重要な他者」として機能する資質があるのかどうかを慎重に見きわめることが重要です。

どうしても
コミュニケーションする
勇気が出ない

相手とのコミュニケーションを改善しようと思っても、意識すればするほど、どうしても勇気が出ないということは少なくありません。そもそも、問題があるから改善が必要なわけですので、マイナスからのむずかしいスタートです。最初からうまくできるものなら、何も苦労などしていないはずです。ですから、「うまくできなくても当たり前だ」と、開き直って勇気を出すことが第一歩となるでしょう。

こんなときには、対人関係の改善を、一つの「役割の変化」としてとらえてみましょう。「コミュニケーションが下手で、対人関係の問題ばかり抱えてしまう自分」「コミュニケーションに臆病なあまり自分に自信がない自分」という古い役割から、「コミュニケーションが上手で対人関係に自信のある自分」という新しい役割に変わる、とイメージするのです。

第6章で述べたように、役割の変化には一般に不安がつきものです。今、自分が押しつぶされそうになっている不安が、「自分はダメな人間だから不安なんだ」とか「対人関係の改善なんて、しょせん無理なことだから不安なんだ」というふうに感情的に解釈するのではなく、単に役割の変化にともなって感じられる通常の不安なのだと思えば、まだ気が楽になります。「こんなに不安なのだから、できるわけがない」と思うのではなくて、「役割が変化するのだから、不安なのは当たり前だ。でも、コミュニケーションに自信のない今の自分よりも、コミュニケーションが満足にできる新しい自分に変わったほうがよいに決まっている。この不安を乗り越えて、一歩前に出てみよう」と思えばよいのです。

もちろん、「役割の変化」の原則どおり、新しい役割で必要とされる技能をできるだけ現実的なものにして、変化のハードルを下げることは重要な作戦です。相手とのコミュニケーションをまずは手紙で始めるというのも、その一つのやり方です。

相手の目を見つめながら堂々とスラスラとコミュニケーションする、などというのは上級中の上級です。いきなりそんなことを目指さないで、まずは、緊張していても何とかできる手紙という手段をとったり、「うまく話せなくてごめんね」「不器用だから怒らせたらごめんね」などと前置きしながら訥々《とつとつ》としゃべったりすればよいのです。

また、話しはじめると頭が真っ白になってしまうという人は、話したいことのメモをつくっておけばよいのです。考えるのに時間がかかる人は、話し合いをいったん打ち切ってから、よく考えて、次の日にまたその続きをやればよいのです。自分にとって、もっともやりやすい方法を見つければよいので、何もむずかしく考える必要はありません。
たとえば、次のオクテさんのケースは典型的です。

＊

オクテさん、三歳の子をもつ母親。オクテさんは、自分の母親にいろいろと言いたいことがあるのだが、どうしても言えない。小さな頃からずっとそんな関係で、いつも母親にコントロールされるように生きてきた。結婚してからもそれは変わらず、不満に思いながらも母親の言うがままに振る舞ってきた。何回か、「私の好きなようにやらせて」と言ってみたこともあるが、「オクテちゃんはお母さんが嫌いなの？」などと悲しそうな顔をされてしまうので、結局、我慢を続けてきた。

ところが、このたびいよいよ我慢できないことが起こってしまった。母が勝手に子どもの小学校受験を決め、そのための受験塾への入学まで決めてきてしまったのだ。

自分の子どもは公立校で平凡にのびのびと育てたいと思っていたオクテさんにとって、これは大変迷惑なことだった。オクテさんの夫も同じ考えで、「こんな小さな子を塾に通わせるなんて、何を考えているんだ」と怒りだした。そもそも、そんなことを親である自分たちに相談もなく勝手に決めてしまったということに腹が立った。ふだんであれば「自分が我慢すれば……」と思うところだが、これぱかりは子どもの人生がかかっている問題なので、見過ごすことはできない。夫からも「君の母親だろ。何とかしてくれよ」と強く迫られた。そうこう悩んでいるあいだに胃の調子が悪くなり、病院を受診すると「ストレス性でしょう」とのこと。

そして、母親が勝手に授業料を払い込んでしまった子どもの塾も始まりが近づき、オクテさんはいよいよ決意しなければならなくなった。

母親とお茶を飲んでいるときに、何度か、「お母さん、私たちの子どものことは、親である私たちに決めさせて」と切り出そうとしたが、子どもを入学させたい学校の制服の話などを楽しそうにしている母親を見ると、どうしても言い出せない。勇気をしぼりだして「お母さん、受験は中学からでよいんじゃないかしら」と言ってみたが、「ばかね、中学受験なんて大変よ。子どもは小学校から私立に入れてあげるのが本人にとっていちばん楽なのよ」と一笑に付されてしまった。

悩んだあげく、オクテさんは母親に手紙を書いた。孫のためにいろいろと考えてくれる愛情は嬉しいこと、子どもを小学校から私立に入れるというのも一つの価値観として尊重できること、でも、自分たち夫婦は三歳の子どもに塾通いをさせたくないし、小学校も近くの公立に通わせて地域の人たちに育ててもらいたいと思っていること、などを率直に書いた。

手紙を読んだ母親は動揺して電話をかけてきた。「つまり、私がやっていることは間違っているって言いたいの?」と問いつめてきた。今までならここで謝って母親の言うことを認めるオクテさんだが、今回は絶対に譲ってはいけないと思った。それでも、激昂している母親を相手に、ペラペラと冷静に言い返す自信もなかった。

「ごめんね、お母さん、今はうまく話せないから、また手紙を書くね」と言って電話を切った。

そして、母親を非難するつもりはないこと、でも、自分たちも親として責任をもって子育てをしていきたいこと、などを手紙に書いた。さらに、今までは、母親と自分の価値観の相違を感じることがあっても母親の言うことを聞いてきたが、そうすればそうするほど自分が追いつめられていく思いがする、ということも書いた。ついでに、胃の調子を悪くして「ストレス性」と言われたことも、ためらいながらも書いた。

こんなやりとりを続けているうちに、オクテさんは、手紙なら自由に自己表現できるということがわかってきた。口べたで誤解されそうなことも、手紙であれば誤解されないような表現に何度も書き直せる。こうしてコミュニケーションに自信をつけることによって、母親と面と向かったときにも、以前よりは言いたいことが言えるようになってきた。

＊

オクテさんは、いまだに、母親に対して苦手意識をもっています。「オクテちゃんはお母さんが嫌いなの？」と言われてしまうと、今でも動揺し、泣いて謝りたくなってしまいますが、ここぞというときにはぐっと耐えて、「そんなことはないわよ。詳しいことは手紙で書くから」と言えるようになりました。変則的なコミュニケーションではありますが、母親と接すると思うと胃がぎゅっと締めつけられるような気分がした頃と比べると、ずいぶん健康になったと自分でも思っています。

複雑なコミュニケーションを手紙でしかできないというオクテさんのパターンが、この先いつまで続くかわかりません。しかし、仮にそれが一生続いたとしても、オクテさんは明らかに前よりもコミュニケーション上手になったといえるのではないでしょうか。あまり理想を高くもたないことも大切です。

コミュニケーションに失敗したとき

コミュニケーションをするうえで、誤解されないように細心の注意を払うことはもちろん大切ですが、そうはいっても失敗してしまうこともあります。かといって、失敗を恐れていると、いつまでも十分なコミュニケーションができません。

原則として、失敗を恐れてコミュニケーションを避けるよりは、失敗をしたときの危機管理を学んでおくほうが望ましいことです。というのも、伝えなかったことは永遠に伝わる機会がありませんが、言い過ぎたことや言い間違えたことは、あとから修正できるからです。また、失敗を恐れて言わない、というのは、「沈黙」のコミュニケーションパターンであるともいえます。第3章で述べたように、沈黙は最悪のコミュニケーションであるということを認識すれば、言わないよりは、どんなかたちであれ言ったほうがよいというのも理解しやすいのではないでしょうか。

さて、コミュニケーションにおける失敗というのは、大きく分けて、①自分の言いたかったことが違うかたちで伝わってしまった場合、②相手の言いたかったことを誤解して不適切な対応をしてしまった場合、という二つのパターンに分類されるでしょう。

まず、①自分の言いたかったことが違うかたちで伝わってしまった場合について考えてみましょう。

＊

感情的になりやすいカットさん。妻と冷静に話し合おうとしても、ついカッとして言わなくてもよいことを言ってしまう。会社で嫌なことがあった日は、とくにその傾向が顕著だ。

ある日も、得意先からいやみを言われたあげく取引を断られて、踏んだり蹴ったりの気持ちで帰宅すると、自分の分の夕食がない。

「あら、今日は外で食べてくるって言っていたから、つくらなかったのよ」と妻は言う。

たしかに、得意先の人と夕食をともにする予定で出かけたのだが、取引を断られたので、その計画そのものがつぶれてしまったのだ。すっかり頭に来て帰宅したため、そのことをすっかり忘れていたのはカットさんのほうだった。

「予定が変わったんだ」とカットさんは妻に言った。

「そういうときは、早めに連絡してちょうだいよ。こっちだって困るわ」と妻。

「何だ、その言い方は。こっちは死ぬ思いで仕事をしているんだぞ。だいたいおまえはいつも感謝の気持ちがないんだ。俺のことを何だと思っているんだ！」とカットさん。

「今日は夕食はいらないって言われてつくらなかっただけでそんなことを言われるんだったら、もうあなたとはやっていけないわ。あなたこそ、感謝の気持ちがないのよ。もうじき子どもたちも成人するし、真剣に離婚を考えさせてもらいたいわ」と妻。

離婚などまったく考えてもいないカットさんは、何やらおかしくなってきた話の雲行きに驚いたが、つい売り言葉に買い言葉で、「それならこっちもせいせいするよ。さっさと出ていってくれ！」と怒鳴りつけてしまった。

翌朝は夫婦の会話はまったくなく、遅くに帰宅すると、「おっしゃるとおり出ていきます」というメモが一枚食卓にのっていた。

◆◇◆◇◆◇◆◇◆◇◆◇◆◇◆◇◆◇

＊

カットさんが犯してしまった過ちは、何と言っても、自分がどれほど仕事で不運な目に見舞われたかを説明せずに、妻に特別待遇を求めたことでしょう。夕食はいらないと言われてつくらなかった妻には落ち度がないのですが、カットさんが取引を断られて傷心で帰宅したということを知れば、妻も「それはお気の毒に」と、対応を変える気にもなったと思います。でも、自分の事情も説明せずに一方的に怒りだしたあげく、「だいたいおまえは……」と人格攻撃のようなかたちになってしまったため、妻が怒って家を出ていくのも無理はないといえます。

さて、カットさんのコミュニケーションの失敗は、感情的になって言いたいことが歪んで伝わってしまった、という性質のものです。この失敗を回復するためには、ほんとうに言いたかったことを伝え直せばよいのですが、悪気はなかったとはいってもコミュニケーションの失敗によって相手を傷つけてしまっていますので、まずは謝罪をして相手に聞く耳をもってもらわなければなりません。

カットさんは、姉のもとに身を寄せてしまった妻を訪ねようかと思ったが、顔を見て何か言われるとまた感情的になってしまうのではないかと思い、手紙を書くことにした。あの日は取引を断られて傷心状態で帰宅したこと、そのことを妻に説明もせずに八つ当たりするようなかたちになってしまってほんとうに申し訳なかったこと、自分には離婚する気持ちなどまったくないこと、感情的になりやすいのが自分の悪いクセだということが今度という今度はよくわかったので、これからは自分も改めようと思うし、妻も指摘してほしいこと、などなど。

手紙を読んだ妻は、「まあ、そんなに大変な目にあっていたの」と、カットさんの仕事上の不運に同情してくれた。そして、これからはもっとお互いにコミュニケーションを密にしようと約束しあった。

＊

感情的になりやすい、というカットさんの特徴はそれからもあまり変わりませんが、自分にはそんな悪いクセがあるということを知ることで、危ない状況には手紙で対応する、というような危機管理法をカットさんは習得することができたといえます。

カットさんに限らなくても、ついひと言言い過ぎてしまうというタイプの人は、案外少なくないものです。「口は災いのもと」などといわれますが、つい言い過ぎてしまったことがトラブルのもとになります。でも、危機管理法の原則はカットさんの場合と同じです。まずは傷つけてしまった事実を詫びること、そして、ほんとうに伝えたかったことを伝えること、さらに、自分はつい言い過ぎるクセがあるということを認めて、改善策を相手と話し合うこと、これが基本パターンとなります。

また、それまで沈黙パターンや非言語的なコミュニケーションに頼ってきたような人の場合、言葉のコミュニケーションをはじめようとすると、どうしても不慣れなため不器用になってしまい、ときとして激しすぎる言葉で相手を傷つけてしまうこともあります。これも、「まだコミュニケーションのトレーニング中だから」と、あらかじめ説明したり、あとから謝罪していくことで解決します。

もう一つの、②相手の言ったことを誤解して誤った対応をしてしまった場合も、じつは同じような対応になります。過ちに気づいた時点で、それを認め、説明し、相手を傷つけた場合には謝罪する、という基本パターンは同じです。

対人関係のトラブルに見舞われやすい人を見ていると、「ほんとうは自分はこう思っていた」とか「自分はやりたくなかったのに言えなかった」などと後から言い訳しているケースが少なくありません。いくら言い訳しても、時計の針を逆向きに戻すことはできません。言わなかったことは永遠に伝わらないだけでなく、後になって「ほんとうは自分は反対だった」などと言い出すと、自分の気持ちを忖度《そんたく》しなかった相手に責任を押しつけるような結果となってしまい、相手との基本的な信頼関係にもひびが入ってしまいます。

できるだけ相手に自分の気持ちを伝え、失敗したと思ったときはすぐに軌道修正する、という誠実な基本姿勢が必要なのだといえます。相手に遠慮して言わなかった、ということは決して誠実な態度ではないということを理解しておく必要があるでしょう。

対人関係が問題ではないように思えるとき

本書をここまで読んできてもなお、自分の問題はどうも違うのではないか、と感じている方もいらっしゃると思います。

人間には、大きく分けて二つのタイプがあるといわれています。ものごとを成し遂げることに重きを置くタイプと、対人関係に重きを置くタイプです。どんな人も、それぞれの要素をそれぞれのバランスでもっているものですが、とくにどちらかが強く出るという傾向の人もいます。

対人関係がどうであっても、あまり気にならないという人はたしかにいます。ですから、すべての問題が対人関係を背景にしたものだと言うつもりはありません。ですが、一般的な傾向として、「私は対人関係には何の問題もない」と言い切る人ほど、実際には対人関係に大きな問題を抱えていたり、対人関係の問題から逃げようとしていたりする、ということがいえるようです。

ですから、本書に書かれたような方法で、一度自分自身の対人関係をふり返ってみることは、それなりに意味があると思います。また、まわりの人に、「自分と接していて、もう少しここを改めてほしいというところがある?」などと聞いてみるのも一案です。

第9章 対人関係療法の応用とコツ

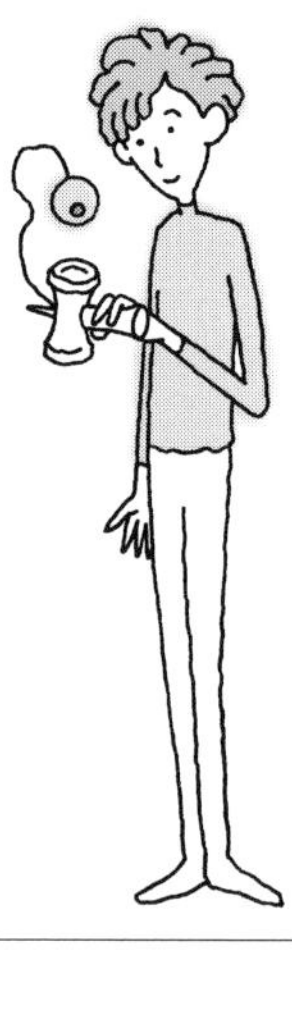

さて、対人関係療法はおもに「重要な他者」との関係を扱うものだということは理解できても、実際に、私たちの生活には多様な対人関係があります。

「重要な他者」との関係はそれなりによくても、職場や近所の対人関係に悩んでいるという方も多いと思います。心の病になるほどではなくても、対人関係のストレスは少ないに越したことはありません。

本章では、対人関係療法の応用編として、「重要な他者」以外の人との対人関係について考えてみましょう。

相手との距離を見きわめる

第1章で説明したように、対人関係は、大きく分けると三つのグループに分かれるといえます。自分にもっとも近い第一層は、もちろん「重要な他者」です。その次に近い第二層は、親戚や親しい友人。そして、もっとも遠い第三層は、仕事上の関係者などです。

「重要な他者」との関係には全力を注がなければなりませんが、すべての人との関係を改善しようと力を入れてしまうと、人間は誰しも疲弊してしまいます。世の中にはいろいろな人がいて、どうしても意地悪な言い方しかできない人もいれば、人に意地悪することが楽しいという人すらいるのです。あなたの価値観をどうしても理解したくない、という人もいます。「人間、話せば誰でもわかるはず」と思ってのぞむと、とんでもない目にあってしまうこともあります。まず判断すべきなのは、相手との関係にどれだけのエネルギーを費やすのか、ということです。

自分の悩みのもとになっている人が、第二層の人なのか、第三層の人なのか、つまり、自分と相手の距離はどの程度なのかを、まず見きわめましょう。その結果、第三層の人ならば、関係の改善に努めるよりも、相手の言動に鈍感になる、という戦略のほうが楽です。

四〇代の女性、フッキさん。子育てが一段落したので、専業主婦生活に終止符を打ち、社会復帰した。契約社員ではあるが、運よく会社に就職できた。

ところが、悩みの種は若い「先輩社員」。二〇代の女性たちが、自分よりも先輩であり、「これコピーとって」などと、あごで使われてしまう。自分だってむずかしい仕事ができるということを見せようとパソコンを操作していても、ちょっと間違えると「だからオバサンには無理なのよ」と言われる。

自分のほうが人生経験はずっと豊かなのに、こんな小娘たちにバカにされるなんてと、フッキさんは、だんだんと働きつづけることが嫌になってしまった。

＊

フッキさんにとって、不愉快な「先輩社員」たちは、対人関係のどこに位置づけられるでしょうか。彼女にとっての「重要な他者」は夫です。また、第二層には、きょうだいや親しい友人などがいます。こういう人たちは、今でもフッキさんの愚痴を聞いてくれます。だから何とかフッキさんの気持ちはもっているのです。

では、「先輩社員」は、と考えると、これはやはり第三層です。というのも、たまたま契約で来た会社ですから、どうしても嫌なら別の就職口を探せばよいのですし、そうすれば、「先輩社員」たちは、フッキさんの人生とはまったく無関係な人になるでしょう。今現在は、まるで自分の生活をすべて圧迫しているように見える人たちですが、実際には、かなり距離のある人たちなのです。

＊

「先輩社員」たちが、たかだか第三層の人だということを認識したフッキさんは、彼女たちの言動に鈍感になる、という戦略をとることにした。つまり、「相手が嫌なことを言うこと」イコール「自分に非があるということ」と考えたり、「相手が自分をあごで使うこと」イコール「自分が人間として相手よりも下であるということ」と考えたりせずに、「相手が嫌なことを言うこと」イコール「相手が嫌なことを言いたいのだろう」、「相手が自分をあごで使うこと」イコール「相手が自分をあごで使いたいのだろう」、というふうに軽く受け流すことにしたのだ。相手の言動と自己評価を関連づけない、という方針である。

この結果、「これコピーとって」と言われれば、「はい、コピーとってほしいのね」と軽く応じることもでき、「だからオバサンには無理なのよ」と言われれば、「ふうん、あなたはそう思うのね」と聞き流すことができた。フッキさんが感情的にならずに落ち着いて「ふうん」などと応じるために、「先輩社員」たちも、だんだんと嫌なことを言わなくなってきた。

そうこうしているうちに、フッキさんも職場に慣れて、「先輩社員」たちと同じように働くことができるようになった。

＊

相手が「重要な他者」であれば、相手の言動を自分と関連づけて、関係の改善に努めなければなりません。しかし、相手が第三層の人である場合、いちいち相手の言動を自分のせいにしていたら、身体も心ももちません。

もちろん、この方法はできるだけ謙虚に応用しなければなりません。あらゆる人が自分に対して同じような拒否反応を示すという場合には、ほんとうに自分側に非があるかもしれないからです。でも、そうであれば、そういう「非」は、「重要な他者」とのあいだにもっとも色濃く現れるのが常です。対人関係のクセは、距離の近い関係であればあるほど、強く出てくるからです。ですから、自分に何か悪いクセがあるかもしれないと思うときには、まず、「重要な他者」の意見を聞いてみましょう。第三層の人たちの顔色をいちいち窺うよりも、ずっと楽ですし早道です。

人見知りタイプの場合

ときどき、第三層の人だけが苦手だという人もいます。俗にいう「人見知りタイプ」だと思います。親しい人とは問題なくつきあえるけれども、距離の遠い人だと思っただけで構えてしまう、というタイプの人です。

このタイプの場合も、原則どおり、無理に現状を改善せずに受け流す、という方法をとるのもよいでしょう。つまり、自分はある程度親しくなるまでは対人関係が苦手なのだという現実を受け入れて、「すみません、私は人見知りするほうなので」などと、人にも話せばよいでしょう。対人関係はお互いさまです。こちらが無愛想なのは相手に非があるからではなく、単に自分は人見知りするからなのだということを伝えておいてあげれば、相手も安心します。

あるいは、少しは成長してみよう、と挑戦するのもよいでしょう。自分はいつも人見知りするほうだから、躊躇するときには一歩前に出て相手に声をかけてみようとか、挨拶だけは大きな声でしてみようとか、地道な工夫はできるでしょう。失敗しても大したことはありませんし、うまくいけば儲けものです。自分にとって過剰なプレッシャーになってしまうようなら無理をすることはありません。

対人関係のパターンは、自分の性格との関連でそれなりにバランスがとれていることが多く、変えようとすると失敗することも多いものです。障害ではなく個性として考えればよい、という典型例でしょう。単に第三層の人が苦手だという場合には、この程度に気楽に考えればよいのです。

ただし、一見「人見知りタイプ」に見えて、じつはもっと深刻なケースもあります。距離の遠い人に対してはひどく遠慮してしまうけれど、いったん親しくなると距離が近づきすぎてしまって依存しきってしまう、というタイプです。こういう人は、身近な人に無理を要求したり、常に一緒にいることを押しつけたり、というつきあい方をして、相手に負担を与えます。

このようなケースは、じつは「第三層とのつきあいが苦手」というだけの次元の話ではありません。立派に、「重要な他者」との関係も障害されています。相手に息苦しさを与えるような一方的なつきあい方しかできておらず、「対人関係の欠如」となっている場合も少なくないのです。つまり、距離が近くなると関係に失敗することが多いため、対人関係全般に慎重になっている、といえるでしょう。

単に距離の遠い人との関係が苦手な「人見知り」なのか、それとも、もっと深刻なケースなのかを見分けるポイントは、第一層・第二層の人たちとの関係です。第一層や第二層の人と安定感のある関係をもてていれば、あまり悩む必要はありません。第一層や第二層の人との関係に問題があるようでしたら、第三層の人たちのことはとりあえず脇において、対人関係療法の原則どおり、第一層、つまり「重要な他者」との関係から手をつけていくべきでしょう。

微妙な距離の人たちとの関係

思いのほかむずかしいのが、第二層の人たちとのつきあい方でしょう。

第二層の人たちは、嫌なら関係を絶つということもしにくい場合が多いですし、それだけ自分の心に与える影響も大きくなるからです。

「重要な他者」ほど全力を投入しなくてもよいけれど、ここぞというところではエネルギーを使う、大して重要でないところでは手を抜いて受け流す、というやり方になります。このバランス感覚がむずかしいのです。

バランスをどうとるかというのは、自分の心の疲れ方を観察するのがいちばんです。問題を放置すればするほどストレスがたまる、と思えば、問題解決に乗り出したほうがよいでしょう。ですが、関係を改善しようとすると疲れてしまうと思えば、無理をしないほうがよいでしょう。

＊

エンリョさん。友人のシキリさんとの仲が悩みの種。

シキリさんとは、子どもの幼稚園が一緒で知り合った。友だちの少ないエンリョさんにとって、人なつっこいシキリさんは、ありがたい存在だった。

でも、シキリさんがしょっちゅうエンリョさんの家に遊びに来るようになると、関係が息苦しくなってきた。シキリさんがエンリョさんの家の各部屋にどんどん入り込み、「カーテンのセンスが悪いから取り替えたほうがいいわよ」と言ったり、子どもの学習教材をせっせと勧めてきたりする。また、エンリョさんの夫婦関係を聞き出しては、「あなたの旦那は異常ね」などと勝手に決めつけてきたりする。

シキリさんとの関係にはストレスがたしかに多いが、子どもには優しく接してくれるし、何といっても、子ども同士が仲よしであるため、関係を絶つこともできない。エンリョさんにとって、唯一の友だちともいえる存在だし、基本的には親切な性格なので、支えられている部分もある。

＊

◆◇◆◇◆◇◆◇◆◇◆◇◆◇◆◇◆◇◆◇◆◇◆◇◆◇◆◇◆◇◆◇◆◇◆◇◆◇

エンリョさんにとってのシキリさんは、第二層の人であるといえるでしょう。ある程度踏み込んだつきあいではあるけれど、「重要な他者」ほど親しくはない。自分のプライバシーや情緒にそれなりの影響を与える。そんな関係が、エンリョさんとシキリさんの関係です。

このような場合は、負担になりすぎないようにしながら関係改善を考えたほうがよいでしょう。まず、何が困っているのかを考えます。エンリョさんの場合、それは、あまりにもプライベートな部分にずかずかと踏み込まれることであり、自分の意見を一方的に押しつけられることです。このうち、どちらがより実害が大きいかといえば、前者です。シキリさんは、意見を押しつけてはくるけれど、エンリョさんがその通りにしなくても根にもったりはしないので、「よけいなお世話」と思いながら聞き流していればよいからです。

緊急性の高い問題について、エンリョさんに改善の決意をしてもらいました。

＊

◆◇◆◇◆◇◆◇◆◇◆◇◆◇◆◇◆◇◆◇◆◇◆◇◆◇◆◇◆◇◆

ある日、いつものように家に遊びに来て、夫婦の寝室などに入りそうになったシキリさんに、エンリョさんは勇気を出して言った。

「ごめんね、そこは見ないでくれる？」

「何で？」とシキリさん。

「やっぱり、自分が寝ている部屋って見られたくないのよ。恥ずかしいから」

「水くさいわね。私たち友だちなんだから、気にしなくていいじゃない」

「でも、お願い。さあ、こっちでお茶を飲みましょう」

シキリさんはちょっと驚いたようだったが、エンリョさんに従った。

もう一つの、意見を一方的に押しつけてくるほうについては、受け流す作戦をとった。たとえば、「えー、あなた、子どもにこの教材もさせてないの？　手遅れになるわよ、絶対」と言われても、「そう。あなたはさせたほうがよいと思うのね。わかったわ」と返事する程度にとどめた。真っ向から言い返したり、真剣に抱え込むよりも、ずっと楽な対応であることがわかった。

また、「あなたの旦那は異常よ」と言われても、「そう。あなたからはそう見えるのね」という程度で受け流した。

◆◇◆◇◆◇◆◇◆◇◆◇◆◇◆◇◆◇◆◇◆◇◆◇◆◇◆

＊

変えなければならないこと、また、変えられることについては、勇気を出して変化を起こす一方、「意見を押しつけたがる」という相手の習性はなかなか変えられませんから、それは聞き流すという方法をとって、「重要な他者」への対応と、第三層の人への対応とを組み合わせたといえます。

＊

義父母も一般には第二層に属します。義父母とのトラブルの大原則は、義父母の実子である自分のパートナーに当事者になってもらうということですが、そうはいっても、同居しているケースなど、自分と義父母が直面しなければならない機会も多々あります。そういうときには、変えられることは変える、変えられないことは受け流す、というふうに頭を切り換えていくとよいでしょう。

◆◇◆◇◆◇◆◇◆◇◆◇◆◇◆◇◆◇◆◇◆

主婦のムクチさん。夫の父と同居しているが、どうつきあったらよいかわからない。義父はあまりにも無口なのだ。一緒に食事をしているときに話しかけても、ほとんど無言。何かしてほしそうなときにも、ヌボーッと現れるだけなので、希望を忖度《そんたく》することがむずかしい。「そろそろお茶にしましょうか？」と気づいてあげると、出されたお茶は静かに飲む、という具合だ。

せっかく一緒に暮らしているのだから、もっとうち解けたい、とムクチさんは思っているのだが、まったく自分の理解を超える義父の態度に、ほとほとまいってしまっている。

＊

この場合、義父が無口であることは、彼の性格なのでしょうから、いまさら変えることもできないでしょう。でも、「言わなければわからない」という、二人のあいだのルールを決めることはできます。

「何か必要なときは言ってくださいね。言っていただかないとわかりませんからね」とムクチさんが義父にはっきりと伝えておけば、それ以上に気を遣う必要がなくなります。ムクチさんも、「義父の要求に気づいてあげられないなんて、悪い嫁なのではないかしら」などと自分と関連づけずに、「言われたことはやる」というルールをただ守っていけばよいでしょう。そのうえで、食事中に義父が無口であるのは、「黙っていたい人なのだろう」と受け入れるべきでしょう。

こんなふうに整理していくと、第二層の人たちとの関係もわかりやすくなります。

第二層・第三層の人たちとの上手なつきあい方

第三層の人とのつきあい方

今の立場を離れれば基本的に縁がなくなるのが第三層の人です。自分の人生を圧迫しているかのような感覚があっても、しょせんはその程度の人なのだということを認識しましょう。そのうえで、簡単に改善できることはしたほうがよいですが、そうでなければ、関係の改善に努めるよりも相手の言動に鈍感になろう、と気持ちを切り替えたほうが楽です。

また、「重要な他者」が相手であれば、相手の言動と自分の言動を常に関連づけて考える必要がありますが、相手が第三層の人の場合、相手の言動は相手がそうしたいだけのことであって、自分自身の評価とは関係がない、という割り切りも重要です。

第二層の人とのつきあい方

「重要な他者」ほど生活のすべてではないけれども、簡単には縁が切れないのが第二層の人です。

関係の改善に努力するか、それとも鈍感になるか、ポイントを押さえてメリハリをつけることが重要です。

問題を放置すればするほどストレスがたまって疲れてしまうようなら、思い切って関係改善に力を注ぐのがよいでしょう。逆に、関係改善をしようとすればするほどストレスがたまって疲れてしまうのなら、第三層の人と同じように相手の言動に鈍感になったほうがよいでしょう。人間はそうそう変わるものではありませんし、長年の習慣であれば、なおのことです。相手に変わってほしいところと、受け入れるべきところを、冷静に区別して考えることが大切です。

III
よりよい人生に向かって

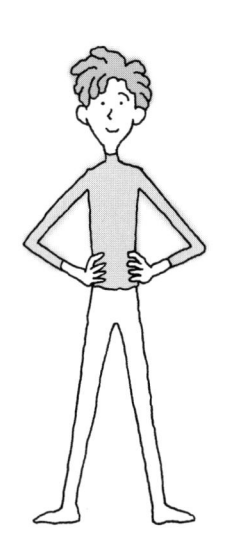

第10章

心の健康のための仕上げ

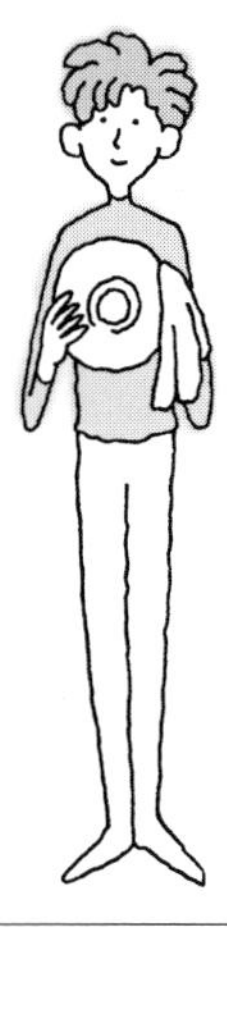

いつも「重要な他者」に注目する

ストレス管理をしていくうえで、何を指標にしたらよいか、というのは悩ましいところです。「ストレスがたまらないように気をつけましょう」などと言われても、どうすればよいのだろう、もしかしたら自分には知らず知らずのうちにストレスがたまっているのではないか、などとかえって緊張してしまっている人も見かけます。

また、重要な仕事をしているときなど、たしかにストレスは感じるのだけれど、それがプラスのストレスであったり、たしかに我慢はしているのだけれど、その我慢が自分を成長させてくれたりすることもあります。単に「ストレスを感じないように」「我慢はやめよう」と割り切って生きていけるほど、人生は単純なものではありません。

しかし、そんな中でも、いくつかの原則をもっておけば、ストレスで心身の健康を害するのを予防することができます。

まずは、何といっても、「重要な他者」との関係に注目することです。

第1章で述べましたが、人間関係には、いくつかの層があります。自分に近い関係ほど、手を抜いてはいけないし、誤解されないように細心の注意を払わなければなりません。一方、自分から遠い関係であれば、手を抜いてもよいし、多少誤解されても放置しておいて大丈夫です。くり返しますが、絶対に手を抜いてはいけないのは「重要な他者」との関係です。この「重要な他者」との関係が自分の精神的健康度と比例する、というくらいに考えてよいでしょう。

たしかに、毎日の生活の中で、ストレスがたまることもたくさんあります。仕事が嫌でたまらない時期もあるでしょう。あるいは、忙しくて家族や恋人の誕生祝いもしてやれない、というときもあります。そんなとき、自分と「重要な他者」との関係はどうなっているでしょうか？　自分にストレスがたまっているからと、相手とのコミュニケーションの量がガクッと減っていませんか？

相手が自分にとって疎ましい存在、あるいは遠い存在に感じられませんか？　どうせ自分の悩みなんて理解してもらえないだろう、とあきらめるような気持ちになっていませんか？

こんなときには、注意が必要です。ストレスがたまっているとき、あるいは、忙しいときだからこそ、「重要な他者」の存在に思いをはせてみましょう。何らかの手段でコミュニケーションがとれるなら、あえてコミュニケーションしてみましょう。どうしてもそれが不可能なら、「〇〇日まで忙しいので、それまではごめんなさい。〇〇日にゆっくり埋め合わせをします」などと伝えましょう。相手のことを忘れていない、というメッセージを送ることは、相手にとっても、自分にとっても、とても重要なのです。

忙しいのだからわかってくれているはずだ、という甘えは、危険です。どんなに愛情がある相手でも、コミュニケーションを絶やしてしまうと関係は悪くなっていきます。最初は価値観がぴったりというところからスタートした二人であっても、ズレが少しずつ広がっていくのです。どんなに美しい草花も、光も当てず水もやらなければ枯れてしまいます。同じように、人間関係も、毎日手をかけることによって育っていくのです。

さて、自分のストレスが、耐えるべきものなのか、そうでないのかを判断する指標になるのも、「重要な他者」との関係です。ストレスがひどすぎて「重要な他者」にどうしてもつらく当たってしまう、という場合には、相手とも十分に話し合ったうえで、自分の生活環境を変えることも考えたほうがよいでしょう。あるいは、職場の条件で、「重要な他者」を犠牲にすることを強いるようなところは、考え直したほうがよいかもしれません。

活躍中の青年実業家と結婚したセケンさん。娘を名門幼稚園に入学させ、高級な生活を楽しんでいたが、突如として、夫が経営する会社が倒産してしまった。失業期間を経て、どうにか夫は就職口を探してきた。生活はどうにか成り立つのだが、セケンさんには、幼稚園のママ仲間の目がどうしても気になる。名門幼稚園なので、ママ仲間たちの夫は医者や弁護士などが多いのだ。「失業中の方と同じ幼稚園なんて」「あら、ご主人が就職された会社の名前、知らないわ」というような冷ややかな目で見られ、セケンさんは肩身の狭い思いを続けた。それでも、そんな幼稚園で、ママ仲間たちとうまくつきあっていくことが娘にとっても幸せなことなのだと信じ込んでいた。

そして、そんなストレスの矛先《ほこ》はどうしても夫や娘に向かってしまう。「あなた、私を幸せにするって言って結婚したのに、どうして会社を倒産なんかさせちゃったの」「もっとよい会社に就職できなかったの」と夫を責めたり、「あなたがお遊戯をちゃんとできないと、ママやパパがちゃんとしてないからだって言われるのよ」と娘を責めたり、という結果になってしまうのだ。セケンさんと夫の関係は悪化し、娘もセケンさんの顔を見るとおびえて目をそらすようになってきた。

このままでは家庭がめちゃくちゃになる、という段階になって、セケンさんは、自分が対人関係の重要性の順番をひっくり返していたことに気づいた。もっとも大切な家族であるはずの夫や娘をつらい目にあわせてまで、ママ仲間の目を気にしていたのだ。

セケンさんは、お迎えの時間までお茶を飲みながら過ごしたりするような、ママ仲間たちとのつきあいをやめた。そして、夫を経済的にサポートする意味でも、娘が幼稚園に行っているあいだの時間はパートの仕事を始めた。すると、仕事をすることの苦労もわかり、自分の心ない言葉が夫をどれほど追いつめてきたかもよく理解できた。

すんでのところで、「重要な他者」を最優先に、という原則に立ち返ることができたおかげで、セケンさんの家族は幸せを取り戻した。

＊

子どもの親同士のつきあいにはストレスもあります。それでも、ストレスがあるからすべての対人関係はいらない、というふうに割り切ってしまうのはあまりにも短絡的です。多少はストレスに耐えてつきあったほうが、子どもの対人関係も広がってプラスになるという側面はあります。ですが、セケンさんのように、ストレスに耐えるために家族が犠牲になるという状態に陥ってしまうと、すでに本末転倒《ほんまつてんとう》であるといえます。自分が耐えるべきストレスであるかどうかを、「重要な他者」との関係に注目して考えてみるべきだというのはそういう意味です。

本書のはじめで述べたことのくり返しになりますが、重要な他者は、自分の心の健康にもっとも大きな影響を与えている人です。重要な他者との関係が悪くなると、それだけ心の健康がそこなわれますし、ストレスに対する抵抗力も低くなります。

また、重要な他者との関係は、もっともプライベートなものです。重要な他者との関係がささくれ立っているときというのは、自分の心がささくれ立っているときであると考えてよいでしょう。

自分なりのストレス・マーカーを知ろう

ストレスを感じているときに、自分にどういうサインが出るかを知っておくことも重要です。ストレスがたまると、抑えておけなくなったストレスは、自分にとってもっとも敏感なところから噴き出してきます。怒りっぽい人はますます怒りっぽくなります。お酒に走りやすい人の場合は、お酒の量が増えます。衝動買いしやすいタイプの人は、お金の無駄だとわかっていても、買い物が増えます。引きこもりがちになる人の場合は、電話に出たりするのも嫌になったりします。反対に、電話やメールで常に人と連絡をとっていないと落ち着かなくなる人もいます。やけ食いに走る人、反対に、食欲がなくなる人、部屋がまったく片づけられなくなる人、あるいは、部屋の散らかりがやたらと目につくようになる人など、人によってさまざまです。自分がストレスを感じているときにどういうクセが出やすいか、ということは是非一度考えておきましょう。

そして、そのクセが出てきたなと思ったら、すぐにストレスをふり返る習慣をつければよいのです。ストレスのテーマはほとんどが対人関係ですから、本書で述べてきた対人関係療法の考え方ややり方が解決法の基本になるでしょう。コミュニケーションを改善したり、互いに期待のズレを修正したりするだけで、軽いストレスならすぐに軌道修正することができます。病気もストレスも同じで、予防が第一、重症化する前に治す、というのがベストなのです。

そうはいっても、忙しさにかまけているあいだにストレスをこじらせてしまう、ということもあります。ですから、病気の初期症状について知っておくことも重要です。

たとえば、もっともありふれた病気であるうつ病の場合、

①元気や、やる気がなくなる。
②不眠(明け方目が覚めてそれっきり眠れなくなるが、元気にパッと布団から飛び出すことはできない)。
③食欲がなくなる。
④身体がだるくなる。

などの症状が出てきます。このような症状が二週間も続くようなら、専門家に相談したほうがよいでしょう。

その際には、ぜひ、「重要な他者」にも一緒に相談に行ってもらうことをお勧めします。「重要な他者」はあなたについて、客観的で正確な情報を提供してくれますし、治療に取り組むうえで、いちばんのキーパーソンになる人ですから。

おわりに

人間というのは、自分で考えているよりもずっと感情的なフィルターを通してものごとを見ているようです。同じ現実であっても、当事者であるかどうか、受け止める人の性格や精神状態などによって、ずいぶんと違って見えるものです。

対人関係は、そんな人間同士の関わりですから、うまくいけば限りないエネルギーのもとになりますし、下手をすると深刻な悩みのもとにもなります。まさに両刃の刃なのでしょう。

対人関係の問題に飲み込まれてしまう人は、目先の小さな問題に振り回されたり、自分の感情に圧倒されてしまったり、というパターンに陥ってしまい、自分の置かれた状況を冷静に分析することがなかなかできません。どうしても、「でも、あの人の一言がどうしても許せない」と思いつめてしまったり、不安に押しつぶされてしまったりして、効果的な一歩を踏み出すことができなくなってしまうのです。

そんな混乱をスッキリと解決するのが、本書で述べてきた対人関係療法です。

私自身、対人関係療法を学んでから、人のことをより多角的に見られるようになったと感じています。そして、現実に起こる対人関係の問題は、不思議なくらいに「四つの問題領域」のどれかに当てはめることができるものだ、と改めて感心しています。分類ができれば、取り組み方もおのずと決まってきます。どんなに複雑に見える問題でも、冷静に、どこから手をつけていけばよいかがわかるというのは、ほんとうにすばらしいことです。

中には、対人関係療法や認知療法に代表されるような短期精神療法のことを、「マニュアル精神療法」「人間はそんなに単純に割り切れるものではない」などと悪く言う人もいます。でも、私はそうは思いません。対人関係を、常に大きな枠組みでとらえ、その中で現在の自分を位置づけるという作業は、大変貴重なことですし、人生のあらゆる領域において要求されることでしょう。

本書をお読みいただいたみなさまには、ぜひ、対人関係療法の考え方を、いろいろなところに応用して、「あの人がカリカリしているのは、変化することが不安だからなんだな」と寛大な目で見てあげたり、「ここのところ職場でイライラするのは、夫との喧嘩がそのままになっているからだわ。今日は夫の好きな日本酒でも買って帰って、夫婦でゆっくり話してみよう」というふうに行動計画を立ててみてください。きっと新しい視野が広がると思いますし、人間関係にも深みができると思います。そして、何よりも、自分自身をコントロールできる自信、自分のことを理解してもらうコミュニケーションができる自信がつくと思います。

最後になりますが、対人関係療法についていろいろなご指導をくださった創始者のマーナ・ワイスマン博士、『うつ病の対人関係療法』を翻訳するきっかけを与えてくださった慶應義塾大学教授の大野裕先生、そして、対人関係療法に関心を示し、本書を企画の段階から支えてくださった創元社の渡辺明美さんに心より感謝を申し上げます。

水島広子（みずしま　ひろこ）

慶応義塾大学医学部卒業・同大学院修了（医学博士）。慶應義塾大学医学部精神神経科勤務を経て、現在、対人関係療法専門クリニック院長、慶應義塾大学医学部非常勤講師（精神神経科）。2000年６月～2005年８月、衆議院議員として児童虐待防止法の抜本改正などを実現。1997年に共訳『うつ病の対人関係療法』（岩崎学術出版社）を出版して以来、日本における対人関係療法の第一人者として臨床に応用するとともに普及啓発に努めている。

主な著書に、『拒食症・過食症を対人関係療法で治す』（紀伊國屋書店）、『対人関係療法でなおす　うつ病』（創元社）、『トラウマの現実と向き合う――ジャッジメントを手放すということ』（文庫、創元社）、『対人関係療法で改善する　夫婦・パートナー関係』（創元社）、『「怒り」がスーッと消える本』（大和出版）、『身近な人の「攻撃」がスーッとなくなる本』（大和出版）、『自己肯定感、持っていますか？』（大和出版）、『女子の人間関係』（サンクチュアリ出版）、『部下をもつ人の職場の人間関係』（ダイヤモンド社）などがある。ホームページ http://www.hirokom.org/

自分《じぶん》でできる対人関係療法《たいじんかんけいりょうほう》

2004年８月20日第１版第１刷　発行
2024年２月20日第１版第21刷　発行

著　者……………………
水　島　広　子
発行者……………………
矢　部　敬　一
発行所……………………
株式会社 創元社
https://www.sogensha.co.jp/
本社　〒541-0047 大阪市中央区淡路町4-3-6
Tel.06-6231-9010　Fax.06-6233-3111
東京支店　〒101-0051 東京都千代田区神田神保町1-2田辺ビル
Tel.03-6811-0662
装　丁……………………
濱　崎　実　幸
印刷所……………………
株式会社 太洋社

ISBN978-4-422-11321-0